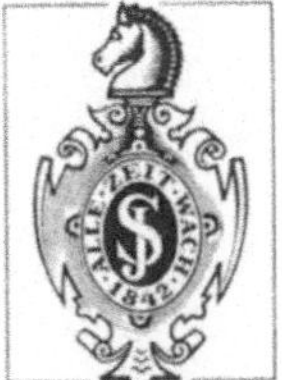
ALLE · ZEIT · WACH
1842

R. Hammentgen

# Transösophageale Echokardiographie monoplan/biplan

## Atlas und Lehrbuch

Mit 95 teilweise farbigen Abbildungen

Springer-Verlag
Berlin Heidelberg New York
London Paris Tokyo
Hong Kong Barcelona
Budapest

Dr. med. RALF HAMMENTGEN
Medizinische Universitätsklinik
Ruhr-Universität Bochum, St.-Josef-Hospital
Gudrunstraße 56, W-4630 Bochum 1, BRD

UMSCHLAGABBILDUNG
Dissektionsmembran in der Aorta descendens
(Sagittalebene)

ISBN-13: 978-3-642-75314-5 e-ISBN-13: 978-3-642-75313-8
DOI: 10.1007/978-3-642-75313-8

CIP-Titelaufnahme der Deutschen Bibliothek
Hammentgen, Ralf:
Transösophageale Echokardiographie monoplan, biplan:
Atlas und Lehrbuch/R. Hammentgen.
Berlin; Heidelberg; New York; London; Paris; Tokyo;
Hong Kong; Barcelona; Budapest: Springer, 1991



Reproduktion der Abbildungen: Fa. Gustav Dreher, W-7000 Stuttgart, BRD

Gesamtherstellung: Konrad Triltsch, Graphischer Betrieb, W-8700 Würzburg, BRD
19/3130-543210 – Gedruckt auf säurefreiem Papier

# Geleitwort

Die farbkodierte Doppler-Echokardiographie hat in den letzten Jahren einen festen Platz in der Diagnostik der Herzklappen- und Herzmuskelerkrankungen, ebenso der Veränderungen der Herzhöhlen sowie endokavitärer Thrombenbildungen, gefunden. Durch verbesserte Technik lassen sich die Herzstrukturen heute übersichtlich und reproduzierbar abbilden. Zusätzlich werden kardiale Strömungsprofile farbkodiert dargestellt. Mit Hilfe der konventionellen Doppler-Technik können Druckgradienten von Stenosen, Pulmonalarteriendruck und Herzzeitvolumen gemessen werden. Aussagen über systolische und diastolische Ventrikelfunktion sind möglich. Regurgitationen bei Insuffizienzen der Herzklappen stellen sich farbkodiert auf dem Bildschirm dar und lassen sich in ihrem Schweregrad quantifizieren. Die Vitiendiagnostik erfährt hierdurch eine wertvolle Ausrichtung und Ergänzung bei der Indikationsstellung zur Rechts- und Linksherzkatheteruntersuchung.

Die *transösophageale* echokardiographische Untersuchung stellt eine folgerichtige und verfeinerte Entwicklung der echokardiographischen Untersuchungsmethodik dar. Sie vermittelt zusätzliche aufschlußreiche morphologische und hämodynamische Informationen am Herzen. Wurden anfangs bereits vorhandene Gastroskope verwandt, deren Arbeitskanal die elektrischen Leitungen für einen Ultraschalltransducer an der Spitze des Endoskopes enthielten, so stehen heute spezielle Sonden zur Verfügung, die durch miniaturisierte Schallköpfe den Untersuchungsvorgang wesentlich erleichtern. Die transösophageale Echokardiographie wird sich deshalb in Zukunft zu einem unverzichtbaren Bestandteil der kardiologischen Diagnostik entwickeln. Um so wichtiger ist es, diese aufschlußreiche Untersuchungsmethodik durch standardisierte und vergleichbare Untersuchungsvorgänge auf eine verläßliche Basis zu stellen.

Das vorliegende Buch liefert didaktisch gut dargestellte Informationen über den heutigen Stand der transösophagealen Echokardiographie. Durch klare und einleuchtende Zeichnungen und Abbildungen ergänzt, vermittelt es die neuesten Erkenntnisse und Anwendungsmöglichkeiten dieser Untersuchungsmethode im Bereich der Inneren Medizin und Kardiologie. Damit stellt es für Internisten, Kardiologen und Ärzte verwandter Gebiete eine wesentliche Hilfe für die Einarbeitung und Vervollkommnung auf dem Gebiet der transösophagealen Echokardiographie dar. Ein ausführliches Literaturverzeichnis eröffnet die Möglichkeit zum vertiefenden Studium.

Bochum, im Februar 1991 D. Ricken

# Geleitwort

# Vorwort

Die vorliegende Monographie beruht auf den Erfahrungen und Anregungen, die ich bei meiner Tätigkeit auf dem Gebiete der Echokardiographie an der Medizinischen Universitätsklinik Bonn, Innere Medizin – Kardiologie (Direktor: Prof. Dr. B. Lüderitz) sowie an der Medizinischen Universitätsklinik der Ruhr-Universität Bochum, St. Josef-Hospital (Direktor: Prof. Dr. D. Ricken) erworben habe.

So ist daraus eine Einführung in den gegenwärtigen Stand der transösophagealen Echokardiographie (TEE) unter Berücksichtigung der ein- und zweidimensionalen Technik sowie der konventionellen und farbkodierten Dopplerechokardiographie entstanden. Die TEE ist eine relativ neue Methode, die jedoch heute keinen experimentellen Charakter mehr hat, sondern aufgrund ihrer hervorragenden Aussagekraft essentieller Bestandteil der kardiologischen Diagnostik geworden ist und inzwischen für wichtige Fragestellungen die Methode der Wahl darstellt. Nicht selten kann trotz vorangegangener Linksherzkatheteruntersuchung die letzte diagnostische Klarheit erst durch die transösophageale Echokardiographie erreicht werden.

Es ist zu wünschen, daß das Buch einen Beitrag zur weiteren Verbreitung dieser faszinierenden Methode zu leisten vermag. An dieser Stelle möchte ich meinem Chef, Herrn Professor Dr. D. Ricken, für die Unterstützung dieses Buchprojektes und für die Erstellung des Geleitwortes danken. Ebenso danke ich Frau Dr. C. Osthoff und dem Springer-Verlag herzlich für die zügige Realisierung unseres Vorhabens.

Herr PD Dr. M. Bergbauer (Ruhr-Universität Bochum, St. Josef-Hospital) und Herr Dr. H. Hohl (Paracelsus-Klinik, Bad Ems) gaben nützliche Anregungen, Herr M. Hausmann assistierte bei der Erstellung des Literatur- und Sachverzeichnisses. Die Firmen Toshiba, Hellige, Sonotron und AD. Krauth stellten bereitwillig Sonden und Geräte zur Verfügung. Herr Chr. Weichert zeichnete die Graphiken, Frau B. Greifenberg fotographierte die Transducer.

Ihnen allen gebührt besonderer Dank.

Bochum, im Februar 1991 R. HAMMENTGEN

# Inhaltsverzeichnis

**Abkürzungen**

In den Zeichnungen und Echokardiogrammen dieses Buches werden folgende Abkürzungen verwendet:

| | | | |
|---|---|---|---|
| *AV* | Aortenklappe | *MV* | Mitralklappe |
| *TV* | Trikuspidalklappe | *PV* | Pulmonalklappe |
| *LA* | linker Vorhof | *RA* | rechter Vorhof |
| *LV* | linker Ventrikel | *RV* | rechter Ventrikel |
| *AO* | Aorta | *MPA* | Pulmonalishauptstamm |
| *LAA* | linkes Vorhofohr | *RAA* | rechtes Vorhofohr |
| *IVC* | V. cava inferior | | |
| *SVC* | V. cava superior | *IVS* | interventrikuläres Septum |
| *SC* | Sinus coronarius | *RPA* | rechte Pulmonalarterie |
| *LLPV* | linke untere Lungenvene | *RLPV* | rechte untere Lungenvene |
| *LUPV* | linke obere Lungenvene | *RUPV* | rechte obere Lungenvene |
| *LCA* | linke Koronararterie | *RCA* | rechte Koronararterie |
| *LAD* | R. interventricularis anterior (LCA) | *FO* | Foramen ovale |
| | | *RCX* | R. circumflexus (LCA) |
| *PMP* | posteromedialer Papillarmuskel | *ALP* | anterolateraler Papillarmuskel |

# 1. Einleitung

## Transösophageale Echokardiographie (TEE) – eine besondere Methode

Unsere Echokardiographiegeräte sind heutzutage technisch soweit ausgereift, daß eine zuverlässige Beurteilung der Morphologie kardialer Strukturen möglich ist. Die *Doppler-Technik* erlaubt zusätzlich eine *relativ genaue Quantifizierung* der Hämodynamik. Im Bereich der Vitiendiagnostik können pathologische Strukturveränderungen daher nicht-invasiv meist so genau analysiert werden, daß *präoperativ* zwischen einem Klappenersatz oder einem rekonstruktiven Verfahren gewählt werden kann. Klappenöffnungsflächen, Druckgradienten und Insuffizienzanteile bei kombinierten Vitien lassen sich zuverlässig echokardiographisch quantifizieren. Bei hämodynamisch leichtgradigen Klappenfehlern kann dann meist auf eine invasive Diagnostik verzichtet werden; bei schweren hämodynamischen Beeinträchtigungen oder frischen Endokarditiden kann in Verbindung mit einem „diagnostischen" Doppler-Echokardiographiebefund das *invasive* Vorgehen gegebenenfalls auf eine *selektive* Koronarangiographie beschränkt werden.

Die Aussagekraft einer echokardiographischen Ableitung steht und fällt jedoch mit der Güte der registrierten Signale. Bei transthorakaler Untersuchungstechnik (TTE) ergeben sich häufig Störmöglichkeiten aufgrund vermehrten intrathorakalen Luftgehalts (Emphysem, chronisch-obstruktive Lungenerkrankung), Thoraxdeformitäten oder extremer Adipositas. Neben diesen individuellen Störmöglichkeiten beinhaltet die transthorakale Ableitung von *apikaler* Schallkopfposition mit einem Sektorscanner physikalisch-technisch bedingt eine radial mit der Eindringtiefe abnehmende laterale Auflösung. Hierdurch ergibt sich eine reduzierte Feinauflösung von Strukturen, die weiter vom Schallkopf entfernt sind, wie z. B. die Klappenebene und die Vorhofregion. Dies gilt sowohl für die morphologische B-Bilddarstellung als auch für die *farbkodierte Flußanalyse*. Da die Speiseröhre im Mediastinum in unmittelbarer Nähe der Vorhöfe verläuft, erlaubt die Ultraschalluntersuchung vom Ösophagus aus eine störungsfreie Ableitung der Schallsignale, die weder durch Luft noch durch Knochenanteile beeinträchtigt werden. Da die Vorhof- und Klappenregion nur wenige Zentimeter vom Schallkopf entfernt sind, bietet sich außerdem die Anwendung höherfrequenter Transducer (üblicherweise 5 MHz) an, die eine günstigere *axiale Auflösung* ermöglichen. Aufgrund der geringeren Anzahl von Störartefakten sowie der besseren axialen und lateralen Auflösung sind transösophageale Echokardiogramme den herkömmlichen transthorakalen in ihrer morphologischen Abbildungsgenauigkeit und in ihrer Sensitivität bezüglich der Flußanalyse überlegen. Vereinfacht ausgedrückt, entspricht ein transthorakales Echokardiogramm (TTE) einer Betrachtung mit bloßem Auge, eine transösophageale Registrierung (TEE) hingegen einer Lupenbetrachtung.

Zusätzlich ist der Ösophagus ein neuer Ableitungspunkt mit neuen Schnittebenen. Einige kardiovaskuläre Strukturen, wie das linke Vorhofohr und die thorakale Aorta, die bisher nur unsicher von transthorakal darstellbar waren, lassen sich jetzt hervorragend analysieren [174, 194]. Die bisherigen klinisch-wissenschaftlichen Erfahrungen zeigen eine eindeutige diagnostische Überlegenheit der transösophagealen (TEE) gegenüber der transthorakalen Echokardiographie (TTE) in der Beurteilung von:

1. Klappenprothesen-Dysfunktionen,
2. endokarditischen Veränderungen,
3. echogenen Massen im Vorhofbereich sowie
4. von Dissektionen der thorakalen Aorta.

Da alternative Verfahren wie die Computer- bzw. Kernspintomographie entweder ein geringeres Auflösungsvermögen besitzen oder größeren zeitlichen und apparativen Aufwand erfordern, ist die transösophageale Echokardiographie für viele Indikationen die diagnostische Methode der Wahl.

1976 leitete Frazin [44] erstmalig transösophageale M-mode-Registrierungen ab. Wenige Jahre später folgten transösophageale M-mode-Analysen intraoperativ [115] sowie während ergometrischer Intervention [80, 116]. Ebenso erhielt man via Ösophagus erste Doppler-Messungen [89] und gewann schon 1980 zweidimensionale Echokardiogramme in horizontaler und vertikaler Ebene entsprechend der heutigen biplanen Technik [90, 91]. Einige Jahre später folgten transösophageale Farbdoppler-Untersuchungen. 1988 stellte Omoto [130] einen biplanen transösophagealen Transducer mit Farbdoppler-Technik vor. 1989 demonstrierte Omoto [133] eine biplane TEE-Sonde mit zeitlich simultaner (on-line) Registrierung in 2 orthogonalen Ebenen. Neben der Entwicklung elektronischer Schallköpfe erfolgte die Entwicklung von TEE-Sonden mit rotierenden mechanischen Sektorscannern, die neben farbkodierter Flußanalyse auch konventionelle Messungen mit *Continuous-wave-(CW) Doppler-Technik* ermöglichen [2]. Da mittlerweile äußerst kleine Ultraschalltransducer entwickelt worden sind, mit denen auch Kinder untersucht werden können [105, 130], ist bei geübter Untersuchungstechnik die Belastung durch das Einbringen der TEE-Sonde in den Ösophagus im Verhältnis zu dem *hohen diagnostischen Informationsgewinn bei gegebener Indikation* vertretbar. Auch unter ambulanten Bedingungen tolerieren die Patienten die Untersuchung gut und wünschen meist keine Prämedikation [25].

Da die transösophageale Echokardiographie für viele klinische Fragestellungen die Methode der Wahl ist, wird sie in Zukunft für die kardiologische Diagnostik unentbehrlich sein. Es ist zu erwarten, daß in den kommenden Jahren viele Farbdoppler-Echokardiographiegeräte mit einer entsprechenden Sonde ausgerüstet werden. In Bochum veranstalten wir regelmäßig Fortbildungsseminare zu Theorie und Praxis der transösophagealen Untersuchungstechnik. Analog zu diesen Lehrgängen ist es das Ziel dieses Buches, echokardiographisch interessierten Kollegen eine Einführung in Wesen, Indikationen, Durchführung und Aussagekraft der Methode zu geben. Nach einer Übersicht zur „Gerätetechnik“ stellen wir unsere standardisierte „Untersuchungstechnik“ für mono- und biplane Sonden mit den entsprechenden „Schnittebenen“ dar. Das Kapitel zur „Systematik der pathologischen Veränderungen“ demonstriert die häufig vorkommenden Befunde. Abschließend wird auf „zukünftige Entwicklungen“ wie Doppler-Tomographie und intravasale Sonographie eingegangen.

Anhand standardisierter Untersuchungstechnik und Kenntnis typischer Befunde lassen sich die *alltäglichen* klinischen Fragestellungen an die transösophageale Echokardiographie zufriedenstellend beantworten. Bisweilen sehen wir jedoch Veränderungen, die einer *differenzierten* Interpretation bedürfen. In diesen Fällen ist es wichtig, daß der Untersucher die Methode nicht schematisch anwendet, sondern ständig alle Veränderungen in ein pathophysiologisches Modell einordnet und im Sinne von Popper [140] auf ständige logische Widerspruchsfreiheit im hämodynamischen Modell, d.h. auf logische Konsistenz, achtet, und auf diese Weise selbständig neuartige Befunde einordnen und beurteilen kann. Für das Verständnis wichtige „physikalische und hämodynamische Prinzipien“ werden hierzu im folgenden Kapitel noch einmal zusammengefaßt.

# 2. Physik und Hämodynamik

In diesem Kapitel werden wesentliche Begriffe und Prinzipien der Echokardiographie, die für das Verständnis und die tägliche Arbeit mit dieser Methode unerläßlich sind, in Erinnerung gebracht. Ausführliche Darstellungen zu diesem Thema finden sich in den Monographien von Feigenbaum [43] bzw. Hatle und Angelsen [84a].

## Physikalisch-technische Grundlagen

### Ultraschall

Die Wellenlehre unterscheidet zwischen Transversal- und Longitudinalwellen. Schallwellen sind mechanische und elastische Schwingungen, die sich in der Regel in Form einer Longitudinalwelle in Materie ausbreiten (Abb. 1a). Der Abstand zweier gleicher Phasenzustände wird als Wellenlänge Lambda ($\lambda$), mit der Einheit Meter (m), definiert. Die Anzahl der erzeugten Perioden pro Sekunde heißt Frequenz (f). Die Einheit der Frequenz ist (1/s) und wird mit Hertz (Hz) bezeichnet. Das Produkt aus Wellenlänge ($\lambda$) und Frequenz (f) entspricht der Ausbreitungsgeschwindigkeit (c) der Welle mit der Einheit (m/s):

$$c = \lambda \cdot f$$

Die Ausbreitungsgeschwindigkeit c, d. h. die Schallgeschwindigkeit, ist material- bzw. gewebeabhängig. Sie liegt im Körpergewebe bei 1540 m/s. Schallwellen mit einer Frequenz von mehr als 20000 Hz bezeichnet man als Ultraschall. In der medizinischen Ultraschalldiagnostik werden Wellen im MHz-Bereich verwandt, die technisch durch Nutzung elektromechanischer Eigenschaften von Kristallen generiert werden. Bei äußerer Krafteinwirkung erzeugen einige Materialien elektrische Spannung. Dieser Vorgang wird als piezoelektrischer Effekt (*Piezoeffekt*) bezeichnet. Umgekehrt ändert sich die Geometrie einiger Kristalle beim Anlegen einer Spannung (inverser piezoelektrischer Effekt). Durch diese beiden „Piezoeffekte“ werden Aussendung und Empfang von Ultraschallwellen möglich [87].

Mit zunehmender Eindringtiefe reduziert sich die Intensität des Ultraschallsignals exponentiell. Diese Absorption ist gewebespezifisch und frequenzabhängig. Die Eindringtiefe niedriger Frequenzen ist größer als diejenige höherer. Allerdings ist bei letzteren die axiale Auflösung in Richtung der Schallachse günstiger. Die Gesetze der Reflexion an Grenzflächen und der Refraktion gelten auch für den Ultraschall. Luft führt zu einer *Totalreflexion* und Knochengewebe zur *Totalabsorption* der akustischen Impulse. Daher erschweren Luft und Knochen die sonographische Untersuchung.

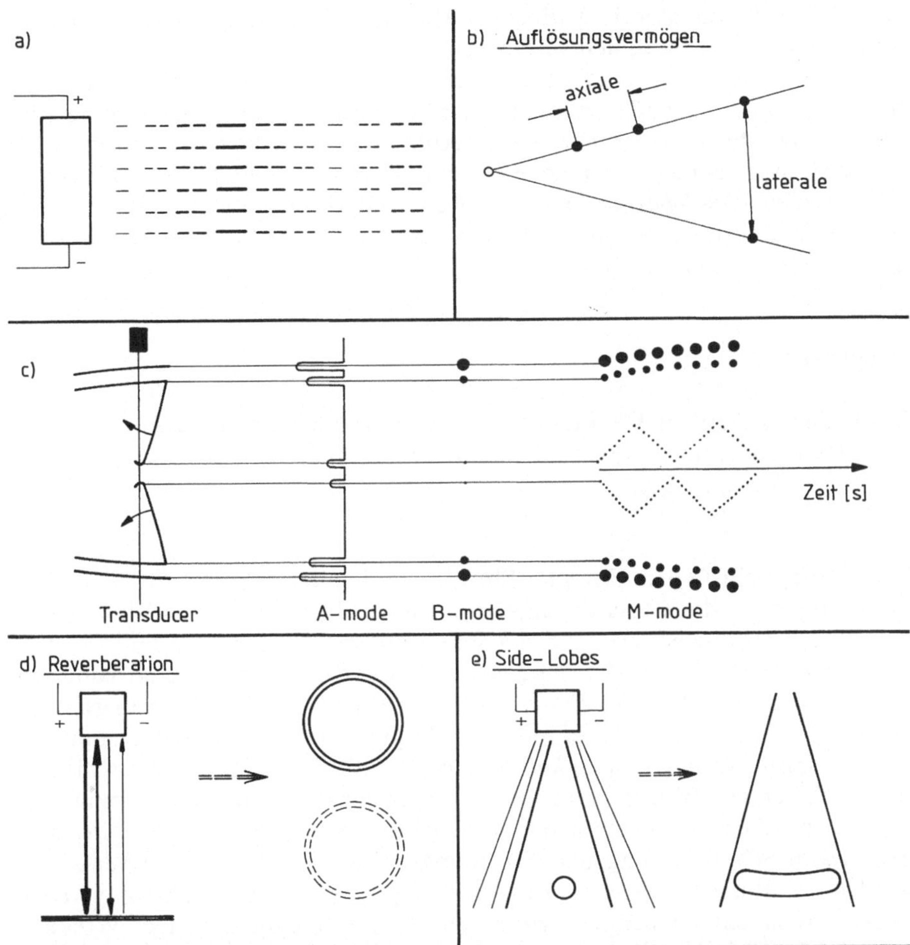


**Abb. 1a–e.** Ultraschall. **a** Piezoelektrischer Effekt erzeugt Schallwelle (Longitudinalwelle); **b** Definition: axiale und laterale Auflösung; **c** A-mode, B-mode, M-mode (Erklärung s. Text); **d** Artefakte durch Reverberation; **e** Artefakte durch Side-Lobes

Die Ultraschalltechnik (s. Abb. 1c) begann eindimensional in der Art eines Echolotes: die Amplitudenhöhe von Reflexechos aus dem errechneten räumlichen Abstand vom Transducer wurde dargestellt (A-mode). Wenn die Amplitudengröße als Bildschirmhelligkeit (*brightness*) kodiert wird, handelt es sich um ein B-mode. Die zeitlich kontinuierliche Darstellung eines eindimensionalen B-modes ergibt ein M-mode (*time-motion*). Kombiniert man innerhalb eines Sektors radiär mehrere B-mode-Analysen, erhält man eine Flächendarstellung einer Schnittebene – ein zweidimensionales Ultraschallbild. Das Auflösungsvermögen (Abb. 1b) bestimmt, bis zu welchem Abstand zwei benachbarte Punkte sich noch getrennt darstellen lassen. Der Mindestabstand in Richtung der Schallachse wird als *axiale* und senkrecht dazu als *laterale Auflö-*

*sung* definiert. Die laterale Auflösung läßt sich durch Vermehrung der nebeneinanderliegenden Bildlinien verbessern. Die axiale Auflösung verbessert sich wie beschrieben mit steigender Sendefrequenz des Transducers. Durch mehrfache Reflexion der Schallimpulse an einer Struktur und dem Schallkopf entstehen sogenannte *Reverberationsechos* (Abb. 1 d), die sich im Monitorbild als „Geisterechos" bemerkbar machen. Wenn die Schallkeule, technisch bedingt, Nebenkeulen (*side-lobes*) enthält, entstehen „ringförmige" Artefakte (Abb. 1 e). Weitere Bilduntreuen resultieren durch *Spiegelung, Schallaufhärtung* sowie *Schallschattenbildung* (s. S. 84).

## Doppler-Effekt

Mit Hilfe des Doppler-Effektes ist es möglich, Flußgeschwindigkeiten zu messen. Nach Christian Doppler gilt die Beziehung [83]:

$$\mathrm{fd} = \frac{2 \cdot \mathrm{fo} \cdot \mathrm{v} \cdot \cos \alpha}{\mathrm{c}} .$$

Dabei entspricht *fd* dem Doppler-Shift, *fo* der Sendefrequenz, *c* der Schallgeschwindigkeit, *v* der Geschwindigkeit des Reflektors und $\alpha$ dem Winkel zwischen der Transducerachse und der Bewegungsrichtung des Reflektors, d. h. der Blutströmung. Der *Doppler-Shift* entspricht der Frequenzänderung der Signale durch den *Doppler-Effekt* und ist linear proportional zur Geschwindigkeit des Reflektors. Unter Berücksichtigung der *Sendefrequenz* und der *Schallausbreitungsgeschwindigkeit* im Körper läßt sich so nichtinvasiv die Geschwindigkeit von Blutströmungen messen. In der Praxis muß dabei immer der Winkel zwischen Transducerachse und Richtung des Blutflusses beachtet werden. Wenn Schallrichtung und Strömungsrichtung nicht parallel verlaufen, werden nur Relativbewegungen in Richtung der Transducerachse registriert. Dies führt zu einer Unterschätzung der Flußgeschwindigkeit. Der Winkel $\alpha$ kann in das Echokardiographiegerät eingegeben werden. Geräteintern wird die gemessene Flußgeschwindigkeit dann entsprechend der trigonometrischen Kosinusfunktion korrigiert.

Technisch realisiert sind die Formen des *Continuous-wave-(CW-)* und des *Pulsed-wave-(PW-)Doppler*-Signales. Beim CW-Doppler besteht der Transducer aus 2 Anteilen, die kontinuierlich senden bzw. empfangen. Hierdurch sind theoretisch unbegrenzt hohe Flußgeschwindigkeiten meßbar, ohne jedoch eine räumliche Lokalisation des Entstehungsortes des Reflexionssignales vornehmen zu können. Beim PW-Doppler hingegen werden einzelne Impulse ausgesendet, deren Echos mit demselben Transducerkristall detektiert werden. Aus der Laufzeit der Signale errechnet sich exakt die Entfernung des Reflektors. Somit ermöglicht der PW-Doppler eine *räumliche Lokalisation* von Flußinformationen. Aufgrund der *Nyquist-Beziehung* [84 a] ist die maximal meßbare Geschwindigkeit beim gepulsten Doppler limitiert; überschreitet sie einen gewissen Betrag, tritt ein *Aliasingphänomen* (Abb. 2c) auf, das einem stroboskopischen Effekt wie dem scheinbaren Rückwärtsdrehen von Kutschenrä-

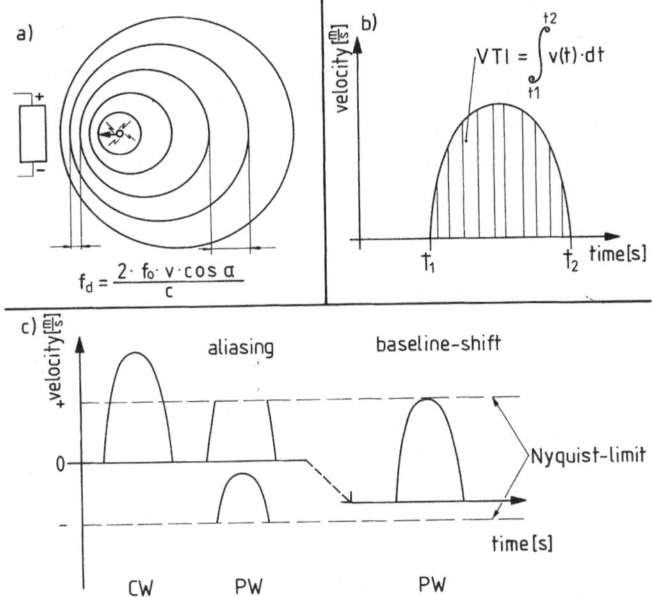


**Abb. 2a–c.** Doppler-Sonographie. **a** Doppler-Effekt; **b** Velocity-time-Integral (*VTI*); **c** meßbare Flußgeschwindigkeit: unbegrenzt im CW-Doppler; limitiert im PW-Doppler (Aliasingphänomen und baseline-shift)

dern in alten Kinofilmen entspricht: statt einer weiteren Geschwindigkeitszunahme wird ein Signal mit entgegengesetzter Strömungsrichtung registriert. Eine gewisse Erweiterung des Meßbereiches ist durch einen sogenannten Nullinienshift (*baseline-shift*) möglich (Abb. 2c). Der High-Pulse-Repetition-Frequency-(*High-PRF-*)Doppler vereinigt Vor- und Nachteile von PW- und CW-Doppler: Durch Erhöhung der Pulswiederholungsfrequenz lassen sich höhere Flußgeschwindigkeiten messen, allerdings mit dem Nachteil der eingeschränkten räumlichen Lokalisierbarkeit (*range ambiguity*). Die theoretischen Reflexionsorte werden auf dem Bildschirm durch mehrere *sample volumes* gekennzeichnet.

Da die Flußgeschwindigkeit einer pulsatilen Blutströmung sich zeitlich ändert und auch die reflektierenden Erythrozyten entsprechend dem Flußprofil differente Geschwindigkeitsvektoren besitzen, besteht der empfangene Doppler-Shift aus unterschiedlichen Frequenzen und Amplituden, die sich zeitlich ändern. Mit Hilfe einer dreidimensionalen *Fast-Fourier-Transformation (FFT)* erfolgt eine Spektralanalyse des Doppler-Shiftes bezüglich Amplitude, Frequenz und Zeit.

▷ Das Ergebnis wird auf dem Bildschirm zweidimensional nach *Frequenz* (umgerechnet in Geschwindigkeit) und *Zeitverlauf* dargestellt. Die dritte Information – Amplitudengröße – wird mit einer *Grauabstufung* (*grey scale*) auf dem Monitorbild kodiert.

## Farbkodierte Flußanalyse („Farbdoppler")

Prinzipiell läßt sich mit dem PW-Doppler an jedem beliebigen Punkt ein Flußprofil ableiten. Man kann während mehrerer Systolen den linken Vorhof systematisch abscannen und so die Ausdehnung eines Refluxes an der Mitralklappe festlegen. Mit einer Matrix aus mehreren tausend räumlichen Meßpunkten, an denen *simultan* eine PW-Doppler-Messung erfolgt, kann die räumliche Ausdehnung einer Regurgitation simultan erfaßt werden (*multigate system*). Aus den Signalen werden für jeden Punkt drei Informationen errechnet:

1. Strömungsrichtung, bezogen auf die Transducerachse,
2. mittlere Strömungsgeschwindigkeit,
3. statistische Varianz der Strömungsgeschwindigkeiten innerhalb des Sample volumes.

Unter Verwendung einer „Falschfarbentechnik" erfolgt die graphische Darstellung der errechneten hämodynamischen Informationen auf dem Monitor:

> der Varianzanteil wird „gelb" bzw. „grün", die Strömungsrichtung auf den Schallkopf zu „rot" und vom Transducer weg „blau" kodiert. Die mittlere Strömungsgeschwindigkeit entspricht der Helligkeit des Farbsignales.

Da diese farbkodierte Flußanalyse ein gepulstes Dopplersignal verwendet, tritt auch hier ein Aliasing-Phänomen auf: wenn die Strömungsgeschwindigkeit das Nyquist-Limit überschreitet, erfolgt ein Farbumschlag. Die Farbdarstellung auf dem Bildschirm kann gerätespezifisch variiert werden. Die Gesamthelligkeit kann verändert werden (*color gain*). Ferner kann die Zuordnung von Helligkeit und Flußgeschwindigkeit so transformiert werden, daß langsame Flüsse in ihrer Bildschirmhelligkeit verstärkt werden (*compression*). Da bewegliche Wandstrukturen des Herzens auch niederfrequente Doppler-Reflexionen verursachen, treten Farbartefakte auf. Mit Hilfe von Wandbewegungsfiltern (*low velocity reject*) lassen sich weitere Modifikationen der Farbkodierung erzeugen. Zum einen werden so die Analysen optimiert, zum anderen wird aber die Vergleichbarkeit der farbkodierten Befunde eingeschränkt [160]. Da der Bildaufbau Zeit benötigt (20 Bilder/s entsprechen 50 ms pro Einzelbild), sind die am Monitor dargestellten Farbpunkte (Pixel) nicht alle zum gleichen Zeitpunkt gemessen worden, sondern es handelt sich um eine chronologische Summation entsprechend der zum Bildaufbau erforderlichen Zeit. Bedenkt man ferner, daß auch bei der farbkodierten Flußanalyse an jedem Meßpunkt die mittlere Strömungsgeschwindigkeit nur die Relativbewegung in Richtung der Transducerachse anzeigt, wird verständlich, daß die farbkodierte Flußanalyse derzeit nur ein qualitatives, allenfalls semiquantitatives Verfahren darstellt.

# Hämodynamische Grundlagen

In der Quantifizierung der Hämodynamik ergänzen sich invasive Herzkatheteruntersuchung und Doppler-Echokardiographie. Während der Linksherzkatheteruntersuchung lassen sich – insbesondere bei Verwendung von Tip-Kathetern – sehr exakte *Druckmessungen* durchführen; die dopplersonographische Analyse erlaubt dagegen die präzise Messung von *Flußgeschwindigkeiten*. Aus der Kenntnis der Flußgeschwindigkeiten lassen sich allerdings über physikalische Überlegungen Aussagen über die in vivo vorliegenden Druckgradienten ableiten. Man benutzt hierzu Modelle aus der klassischen Physik wie die Kontinuitätsgleichung und die Bernoulli-Gleichung. In der Regel wird eine laminare konstante Strömung mit flachem Flußprofil postuliert. Obwohl die kardiale Hämodynamik mit zum Teil turbulenten und immer pulsatilen Strömungsverhältnissen von diesen Voraussetzungen abweicht, finden sich doch gute Übereinstimmungen der errechneten Parameter mit den invasiven Meßwerten. Die in der transthorakalen farbkodierten Doppler-Echokardiographie bewährten Berechnungsformeln lassen sich grundsätzlich auf die transösophageale Diagnostik übertragen.

## Flußvolumina

Mittels PW-Doppler-Technik kann an einem bestimmten Punkt die Flußgeschwindigkeit $v$ in Meter pro Sekunde (m/s) erfaßt werden. Der Fluß $Q$ in Millilitern pro Sekunde (ml/s) durch eine mit der Flußgeschwindigkeit $v$ durchströmte Querschnittsfläche $A$ errechnet sich als:

$$Q = A \cdot v.$$

Das Flußvolumen $V$ in ml, das in der Zeit $t$ durch den Querschnitt $A$ strömt, ergibt sich dann als:

$$V = Q \cdot t = A \cdot v \cdot t.$$

Bei pulsatiler Strömung mit zeitabhängiger Änderung der Strömungsgeschwindigkeit ergibt sich das Flußvolumen als Integral:

$$V = A \cdot \int_{t_1}^{t_2} v(t) \cdot dt.$$

Das Integral der Strömungsgeschwindigkeit nach der Zeit (Abb. 2b) heißt *Velocity-time-Integral (VTI)*. Es hat die Einheit cm bzw. m und wird deshalb Schlaglänge (*stroke distance*) genannt. Bei dieser Definition des VTI setzt man voraus, daß alle Strömungsteilchen die Geschwindigkeit der Hüllkurve (*envelope tracing*) besitzen. Dies ist näherungsweise bei laminarer Strömung erfüllt. Liegt jedoch ein turbulentes Flußprofil vor, d.h. die Strömungsgeschwindigkeiten der Erythrozyten sind unterschiedlich verteilt, ergibt die alleinige Betrachtung der Hüllkurve ein zu großes VTI. In diesen Fällen sollte theoretisch ein amplitudengewichtetes VTI verwandt werden [79].

Ferner setzt die Berechnung des Flußvolumens mittels PW-Doppler ein sog. *„flaches"* Strömungsprofil voraus, d. h. die im „sample volume" gemessene Geschwindigkeit ist repräsentativ für alle Punkte des Gefäß*quer*schnittes. Da der Aortenklappenring diese Voraussetzung weitgehend erfüllen soll [84 a], bestimmt man in der *transthorakalen* Doppler-Echokardiographie üblicherweise das Herzzeitvolumen über dem *Aortenklappenring* [7, 73], dessen Querschnittsfläche A sich unter der Vorstellung eines Kreises mit dem Radius r nach der Formel:

$$A = \pi \cdot r^2$$

errechnen läßt. Das Produkt aus Querschnittsfläche A und VTI ergibt das *Schlagvolumen* (SV), welches, multipliziert mit der Herzfrequenz dem *Herzzeitvolumen* (HZV) entspricht.

Der Klappenringdurchmesser wird von *transthorakal* systolisch in der parasternalen langen Achse bestimmt. In eigenen Untersuchungen ergab sich beim Vergleich der HZV-Quantifizierung nach diesem Verfahren und nach der Thermodilutionsmethode eine enge Korrelation der Meßwerte ($r = 0{,}95$). Unter Berücksichtigung des arteriellen Mitteldruckes ließen sich auch der totale systemische Widerstand und seine Änderung unter Vasodilatantientherapie hinreichend genau abschätzen [73].

Aus dem Produkt von Querschnittsfläche, VTI und Herzfrequenz wurde auch von *transösophageal* dopplerechokardiographisch das HZV bestimmt. Im Vergleich mit der Thermodilutionsmethode (Pulmonaliskatheter) [142] ergaben sich enge Korrelationen für Messungen an Pulmonalklappe ($r = 0{,}91$) sowie an der Mitralklappe ($r = 0{,}95$). Für die Kombination aus Diametermessung der Aorta descendens mittels A-mode und gleichzeitiger CW-Doppler-Flußmessung über eine spezielle Ösophagussonde wurde eine reproduzierbare Korrelation mit invasiven HZV-Messungen beschrieben [110]. Auch eine computerunterstützte dreidimensionale Rekonstruktion der Herzhöhlen scheint eine zuverlässige HZV-Quantifizierung zu ermöglichen [114].

Auf dem Hintergrund einer Ergänzung des intensivmedizinischen und anästhesiologischen *Monitorings* beinhaltet die transösophageale Doppler-Echokardiographie noch wesentliche Entwicklungsperspektiven, insbesondere durch biplane Transducertechnik und Flußprofilanalyseverfahren mittels digitaler Bildverarbeitung.

## Stenosen

Der Schweregrad einer Herzklappenstenose läßt sich zum einen durch die verbliebene Öffnungsfläche, zum anderen durch den Druckabfall (Gradient) an dieser Stenose festlegen. Dabei ist zu beachten, daß Druckgradienten flußabhängig sind. Der Druckgradient an einer querschnittsmäßig mittelschweren Aortenklappenstenose kann während einer Schwangerschaft durch das ansteigende Herzzeitvolumen in einen kritischen Bereich ansteigen und sich post partum bei normalem HZV wieder auf einen nicht kritischen Wert einregulieren. Umgekehrt kann im kardiogenen Schock bei reduziertem Herzzeitvolumen an einer kritischen Aortenstenose bisweilen nur ein geringer Gradient meßbar sein. In Abb. 3 finden sich simultane Druckregistrierungen des linken Ventrikels und der Aorta bei kritischer Aortenklappenstenose. Es lassen sich 3 Gradienten definieren:

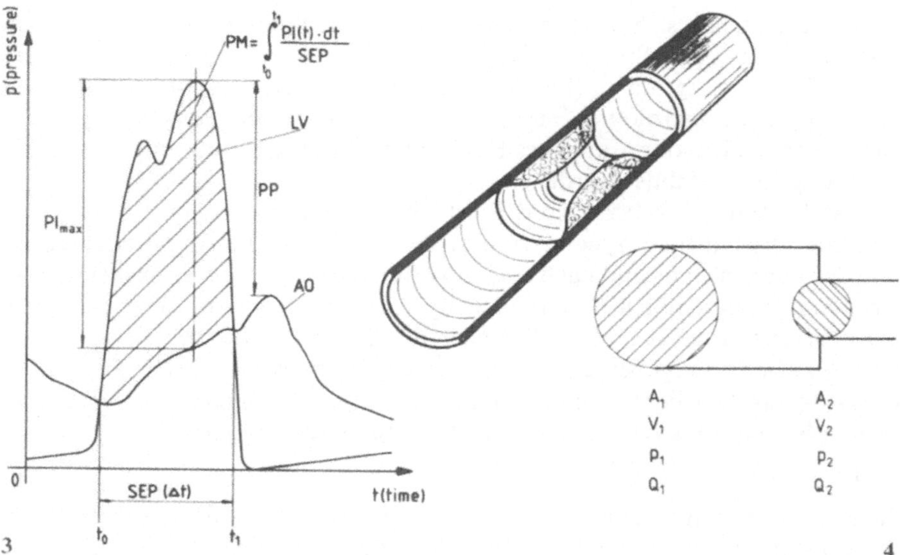


**Abb. 3.** Linksventrikuläre (*LV*) und aortale Druckkurven (*AO*) einer kritischen Aortenklappenstenose.
$PI_{max}$ Instantaner Spitzendruckgradient,
*PM* mittlerer instantaner Gradient,
*PP* Peak-to-peak-Gradient,
*SEP* Systolic ejection period (Ejektionszeit)

**Abb. 4.** Modell einer valvulären Aortenstenose (*links oben*); Kontinuitätsgleichung (*rechts unten*)

1. der instantane Spitzendruckgradient ($PI_{max}$),
2. der mittlere instantane Druckgradient (PM),
3. der Peak-to-peak-Gradient (PP).

Bezeichnet man (Abb. 4) die prästenotische Strömungsgeschwindigkeit mit $v_1$ und die intrastenotische Strömungsgeschwindigkeit mit $v_2$, so läßt sich der instantane Druckgradient nach der Bernoulli-Formel ermitteln als:

$$PI(t) = 4 \cdot (v_2(t)^2 - v_1(t)^2)$$

bzw. unter Vernachlässigung der prästenotischen Geschwindigkeit $v_1$ nach der vereinfachten Bernoulli-Formel als:

$$PI(t) = 4 \cdot v_2(t)^2 .$$

Der instante Spitzendruckgradient $PI_{max}$ errechnet sich analog aus den maximalen prä- ($v_{1max}$) und intrastenotischen ($v_{2max}$) Flußgeschwindigkeiten.

Der mittlere instantane Gradient (PM) ergibt sich aus dem Zeitintegral der instantanen Gradienten, dividiert durch die Ejektionszeit (SEP), und wird durch Planimetrie der Fläche zwischen Ventrikel- und Aortendruckkurve ermittelt. Da sich der instantane Druckgradient nach der vereinfachten Bernoulli-Gleichung zu jedem Zeitpunkt aus der jeweiligen Flußgeschwindigkeit in der

Stenose ergibt, läßt sich nach entsprechender Umrechnung aus der Integration des Flußsignales der Stenose, dividiert durch die Ejektionszeit, nichtinvasiv der mittlere Druckgradient (PM) bestimmen. Dieser Rechenvorgang wird von den Dopplerechokardiographiegeräten *in der Praxis automatisch* vorgenommen, wenn die Randkonturen des Flußsignales aus der Stenose mit Hilfe eines Cursors gekennzeichnet werden.

Der Peak-to-peak-Gradient (PP) ist keine zu einem bestimmten Zeitpunkt meßbare Druckdifferenz, sondern beschreibt lediglich die Amplitudenreduktion der Pulswelle vor und nach einer Stenose, die sich bei der Linksherzkatheteruntersuchung einfach durch Rückzug des Katheters vom Ventrikel in die Aorta ascendens erfassen läßt. Die nach der Bernoulli-Gleichung errechneten Druckgradienten ergeben eine signifikante systematische Überschätzung des Peak-to-peak-Gradienten. Betrachtet man jedoch die Energiebilanzen im „bewegten System Pulswelle" ergibt sich folgende Gleichung [68]:

$$PP = 4 \cdot (v_{2max} - v_{1max})^2,$$

die eine zuverlässige dopplerechokardiographische Quantifizierung des Peak-to-peak-Gradienten ermöglicht. In den vorgenannten Formeln werden die Druckgradienten in mm Hg und die Strömungsgeschwindigkeiten in m/s eingesetzt. Obwohl diese Gleichungen von vereinfachten Modellen ausgehen, bewähren sie sich in der Praxis für dopplerechokardiographische Vorhersagen der Gradienten $PI_{max}$, PM und PP bei Aortenklappenstenosen. Bei Mitralklappenstenosen wird lediglich der mittlere Gradient (PM) nach den oben beschriebenen Verfahren erfaßt.

TEE-Transducer mit CW-Doppler-Option erlauben eine Quantifizierung von Aorten- und Mitralklappenstenosen gemäß der vorgenannten Gleichungen. Es wurden transthorakale und transösophageale Meßergebnisse mit den invasiv ermittelten Daten verglichen [57]. Bei Aortenklappenstenosen war die transthorakale Messung der TEE-Technik überlegen. Der Druckgradient von Mitralklappenstenosen ließ sich dagegen von transösophageal exakter erfassen.

### Klappenöffnungsfläche

Da Flüssigkeiten nicht komprimierbar sind, gilt in starren Röhren die Kontinuitätsgleichung (Abb. 4):

$$Q_1 = Q_2$$

Entsprechend gilt:

$$A_1 \cdot v_1 = A_2 \cdot v_2$$

Für eine valvuläre Aortenklappenstenose bemißt sich die restliche Klappenöffnungsfläche $A_2$ bei einer prästenotischen Fläche $A_1$ somit als:

$$A_2 = \frac{A_1 \cdot v_1}{v_2}$$

wobei $v_1$ mit dem PW- und $v_2$ mit dem CW-Doppler zu messen sind. Statt der Maximalgeschwindigkeiten können auch prä- und intrastenotisches VTI zur

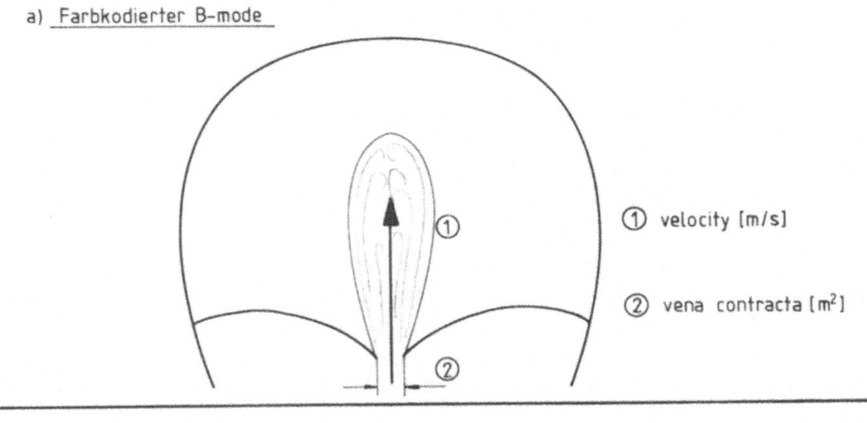


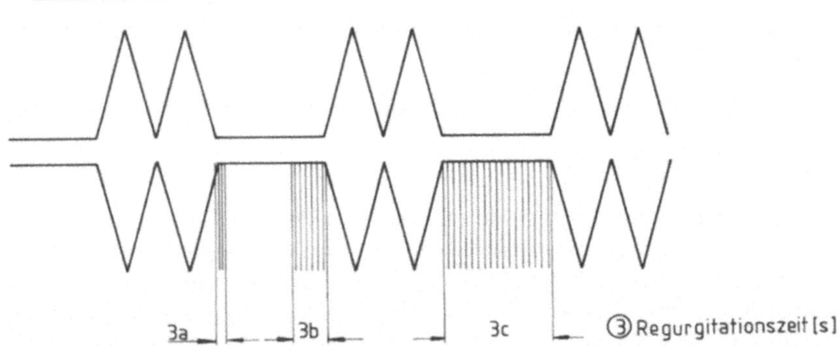


**Abb. 5 a, b.** Determinanten des Regurgitationsvolumens. **a** Farbkodierter B-mode: ① Flußgeschwindigkeit des Refluxes; ② Defektgröße (V. contracta). **b** Farbkodierter M-mode: ③ Regurgitationszeit; *3a* klappenschlußassoziierte Regurgitation; *3b* spätsystolische Regurgitation; *3c* holosystolische Regurgitation

Berechnung der verbliebenen Klappenöffnungsfläche verwandt werden. Eine Restfläche $< 0{,}6\ \mathrm{cm}^2/\mathrm{m}^2$ Körperoberfläche gilt als Zeichen einer kritischen Stenose der Aortenklappe [26]. Da gerade bei valvulären Aortenklappenstenosen die prästenotische Diameterbestimmung aufgrund von Reflexionsartefakten erschwert ist, besteht die Möglichkeit, den relativen geometrischen Stenosegrad (RGS %) der Obstruktion, bezogen auf den linksventrikulären Ausflußtrakt (LVOT), wie bei einer Koronarstenose in Prozent anzugeben [72]:

$$\mathrm{RGS}\,\% = 100 \cdot \frac{A_1 - A_2}{A_1}$$

$$= 100 \cdot \left(1 - \frac{A_2}{A_1}\right)$$

$$= 100 \cdot \left(1 - \frac{v_1}{v_2}\right)$$

Der RGS% errechnet sich allein aus prä- und intrastenotischer Flußgeschwindigkeit und ist theoretisch unabhängig vom Herzzeitvolumen und der Diametermessung im Ausflußtrakt. Nach eigenen Untersuchungen [72] beinhalten Aortenklappenstenosen, die bei normalem HZV kritische Druckgradienten zeigen, Obstruktionen des linksventrikulären Ausflußtraktes von mehr als 80%. Im Gegensatz zur transthorakalen Diagnostik läßt sich von transösophageal die verbliebene Klappenöffnungsfläche an der Aortenklappe auch planimetrisch erfassen [92].

Bei Mitralklappenstenosen besteht neben der Planimetrie der restlichen Öffnungsfläche in transgastrischen Kurzachsenschnitten die Möglichkeit, aus dem Dopplersignal mit Hilfe der Pressure-half-time-Methode (PHT) die Fläche des Mitralostiums zu bestimmen: empirisch entspricht eine Mitralklappenöffnungsfläche von 1 $cm^2$ einer Druckhalbwertszeit von 220 ms. In einem gewissen Bereich ist diese Beziehung linear (84 a) und eignet sich als orientierende Methode. Bei zusätzlich vorliegender diastolischer Funktionsstörung oder höhergradiger Aortenklappeninsuffizienz sind jedoch Meßfehler zu erwarten.

## Klappeninsuffizienzen

Die Doppler-Echokardiographie erlaubt hochsensitiv den qualitativen Nachweis von Klappenregurgitationen. Im PW- und CW-Signal erkennt man eine Regurgitation durch den Nachweis einer Refluxströmung durch eine formal während des Herzzyklus geschlossene Klappe oder Klappenprothese (Abb. 5 b). Mit Hilfe des PW-Dopplers kann ein Mapping des Strömungsprofils im Gebiet einer Regurgitation durchgeführt werden [145]. Schneller und eleganter arbeitet die farbkodierte Flußanalyse, die eine gepulste Flußmessung an zahlreichen Stellen beinhaltet.

Die Quantifizierung des hämodynamischen Schweregrades einer Regurgitation und die Zuordnung zum nosologischen Begriff der Klappeninsuffizienz ist nichtinvasiv schwierig. Bei der chronischen Aorten- oder Mitralklappeninsuffizienz weisen Ventrikeldilatation und hyperkontraktiles Pumpverhalten im zweidimensionalen Echokardiogramm auf ein höhergradiges Regurgitationsvolumen hin. Solange sich in der Initialphase die Ventrikeldilatation noch nicht ausgebildet hat, führen jedoch auch hämodynamisch schwerwiegende Regurgitationen gegebenenfalls zu nur gering erhöhten Ventrikeldiametern.

Transthorakale Quantifizierungsversuche von Klappeninsuffizienzen mittels konventioneller und farbkodierter Flußanalyse zeigten bei Verwendung einzelner Meßparameter zum Teil erhebliche Abweichungen zu invasiven Daten [42]. Wichtig ist es, sich hierbei folgenden Unterschied zwischen angiographischer und farbkodierter Insuffizienzquantifizierung zu vergegenwärtigen:

Angiographisch wird üblicherweise nach Sellers [154] das Ventrikelkavum mit Kontrastmittel gefüllt. Das Ausmaß des Kontrastmittelrefluxes dient zur Schweregradeinteilung. Die dargestellten regurgitierenden Kontrastmittelwolken entsprechen Regurgitationsvolumina (Einheit: $m^3$!). Bei der farbkodierten

Flußanalyse werden jedoch instantane Flußgeschwindigkeiten der Regurgitation erfaßt. Die Farbpixel des dargestellten Regurgitationsjets haben die Einheit *m/s*. Daraus wird ersichtlich, daß ein direkter Vergleich zwischen angiographischer und farbkodierter räumlicher Ausdehnung von Regurgitationsjets physikalisch inadäquat ist. Berücksichtigt man jedoch echokardiographisch *gleichzeitig* die morphologische Defektgröße ($m^2$), die Flußgeschwindigkeit (m/s) sowie die zeitliche Dauer des Refluxes (s), ergibt das Produkt dieser Einheiten formal eine Volumengröße ($m^3$), so daß sich analog zur Angiographie eine Abschätzung des Regurgitationsvolumens anbietet. Da jedoch die Gerätekonfiguration und -einstellung erheblichen Einfluß auf die Monitordarstellung des Regurgitationsjets haben (159b), ist lediglich eine semiquantitative Schweregradeinteilung möglich. Bei unserer klinischen Arbeit hat es sich bewährt, jeweils Defektgröße, Flußgeschwindigkeit und zeitliche Dauer des Refluxes semiquantitativ abzuschätzen und dann zusammenfassend die Regurgitationen in 4 semiquantitative Schweregrade einzuteilen:

I leichtgradig
II mittelschwer (hämodynamisch tolerabel)
III hochgradig (hämodynamisch relevant)
IV höchstgradig (hämodynamisch gravierend).

In Abb. 5 sind die 3 wesentlichen Determinanten des Regurgitationsvolumens dargestellt:

① *Regurgitationsausdehnung:* Die Längen- bzw. Flächenausdehnung der Regurgitationswolke ist von vielen Parametern abhängig; u.a. erzeugt die Regurgitation nach dem Impulssatz Flüsse in ihrer Umgebung. Insgesamt scheint die Längen- bzw. Flächenausdehnung der Regurgitationswolke jedoch mit der Flußgeschwindigkeit innerhalb des Klappendefektes zu korrelieren [158] und ermöglicht so eine grobe Orientierung über die Flußgeschwindigkeit des Refluxes.

② *Vena contracta:* Die Breite des Regurgitationsjets im Ursprung entspricht nahezu der morphologischen Defektgröße in der Klappenebene. Die Messung erfolgt im farbkodierten B-mode [42].

③ *Regurgitationszeit:* Das Ausmaß des Regurgitationsvolumens ist direkt proportional zur zeitlichen Dauer eines konstanten Refluxes. Ein erst im letzten Drittel der Systole auftretender größerer Mitralklappenprolaps hat hämodynamisch eine geringere Bedeutung als ein holosystolischer, morphologisch gleich großer Defekt. Die zeitliche Dauer kann aus dem Farb-M-mode abgeleitet werden (Abb. 5b).

Ein einheitliches, empirisch validiertes Quantifizierungsschema für die transösophageale Diagnostik von Klappeninsuffizienzen steht noch aus [99]. Das obengenannte Konzept scheint sich jedoch zu bewähren. Da sich im Cine-Angiogramm die Regurgitation erst ab einem gewissen Kontrastgrad darstellt, ist die farbkodierte Dopplerechokardiographie bezüglich kleiner Regurgitationen sensitiver als die Angiographie. Dabei ist die TEE der TTE überlegen [50]. Von transösophageal zeigen sich auch kleinste konstruktionsbedingte Rückflüsse bei Mitralklappenprothesen. Eine sogenannte Klappenschlußassozierte Regurgitation erscheint im Farb-M-mode als äußerst kurzes Refluxsignal zu Beginn der Systole (Abb. 5b) und beinhaltet keinen Krankheitswert. Mittels TEE lassen sich auch bei klinisch Gesunden häufig kleinere Regurgitationen nachweisen [188].

▷ Es ist daher wichtig, zwischen Regurgitation und pathologischer Klappeninsuffizienz als Krankheitsbild zu unterscheiden.

# 3. Gerätetechnik

Alle größeren Hersteller von Echokardiographie-Geräten bieten heutzutage TEE-Sonden an, die eine farbkodierte dopplerechokardiographische Untersuchung von der Speiseröhre aus ermöglichen. Die Abbildungseigenschaften der Transducer werden maßgeblich durch das dazugehörige Farbdoppler-Echokardiographiegerät bestimmt. Eine Ösophagussonde ist in der Regel wie ein Gastroskop konstruiert. Ein bewegliches Sondenende ist durch ein System von Bautenzügen von einem Handgriff aus steuerbar. An der Sondenspitze befindet sich der Transducer, dessen Schallebene transversal, d.h. senkrecht zum Verlauf der Ösophagussonde, verläuft.

## Transducer

### Mechanischer Schallkopf

Die Firma Vingmed bietet mehrere TEE-Sonden mit mechanischem Zweielement-*Annular-Array* (5,0-MHz-Imaging/4,0-MHz-Doppler) für den Gebrauch mit dem Farbdoppler-Echokardiographiesystem CFM 700 (64 Kanäle) bzw. CFM 750 (128 Kanäle) an. Da beim Betrieb des mechanischen Schallkopfes Wärme entsteht, befindet sich aus Sicherheitsgründen an der Sondenspitze ein Thermistor, der kontinuierlich die Oberflächentemperatur der Sonde auf dem Bildschirm des Hauptgerätes anzeigt. Hierdurch sollen thermische Schädigungen des Gastrointestinaltraktes vermieden werden. Nach Angaben des Herstellers erfolgt die Temperaturmessung mit einer Genauigkeit von 0,5 °C. Bei einer Temperatur von 41,1 °C (41,3 °C) wird automatisch die Stromversorgung der Sonde unterbrochen. Da die Erwärmung des Transducers mit der Bildfrequenz steigt [51] kann hierdurch eine Untersuchung von hochfieberhaften Patienten bei Erreichen der Temperaturgrenze zeitlich limitiert werden.

Ein besonderer Vorteil dieser Sonde ist der zur Verfügung stehende CW-Doppler, der eine Quantifizierung der Druckgradienten von Aorten- und Mitralklappenstenosen ermöglicht. Neuentwickelt wurde jetzt ein Miniaturtransducer, der in seiner Größe üblichen elektronischen Arrays entspricht (Abb. 6) und auch in der Pädiatrie Einsatz finden soll.

### 3,5-MHz-Phased-Array-Transducer mit Fiberoptik

Die Firma Toshiba hat für ein Glasfibergastroskop (Firma Machida) einen 3,5-MHz-Phased-Array-Transducer entwickelt (Abb. 7). Ein Zusatzgerät mit

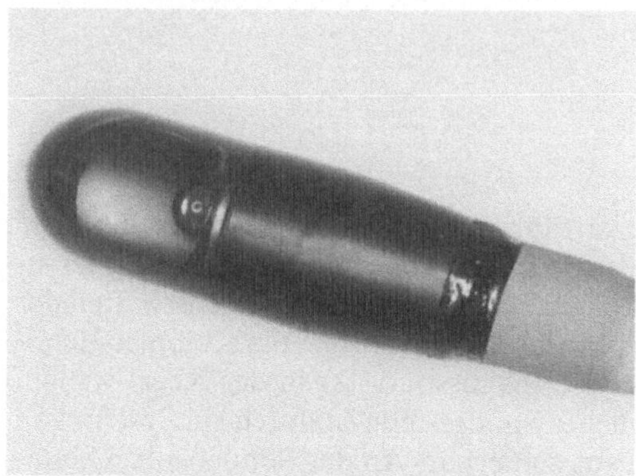

**Abb. 6.** Mechanischer Annular-Array-Transducer (5-MHz-Imaging/4-MHz-Doppler) – monoplan

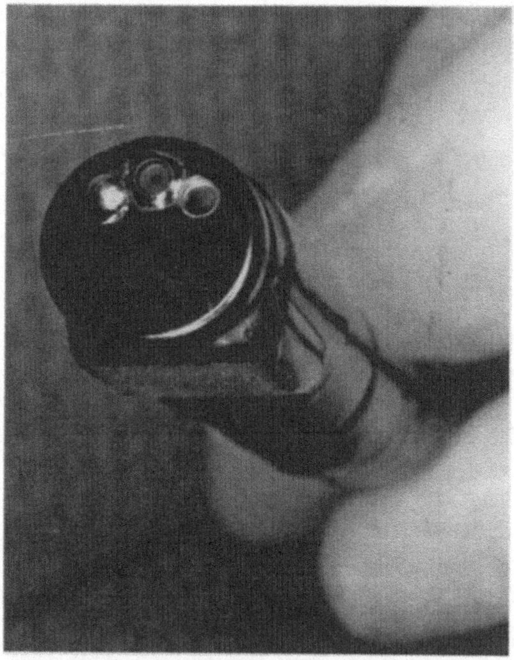

**Abb. 7.** 3,5-MHz-Transducer (monoplan) mit Endoskopiemöglichkeit (Kaltlichtoptik, Luft- und Wasserspülung)

Kaltlichtquelle und Druckpumpe ermöglicht eine Luftinsufflation für die Endoskopie sowie ein Spülen der Optik an der Sondenspitze mit Wasser. Die Sonde kann an die Farbdoppler-Echokardiographiegeräte SSH 65 A, 140 A, 160 A und 270 A adaptiert werden und dann die entsprechenden Softwaremöglichkeiten des Grundgerätes ausnutzen. Die optische Sichtkontrolle beim Einführen des Gerätes schafft zusätzliche Sicherheit, weil potentielle Ösophaguserkrankungen visuell diagnostiziert und so Komplikationen vermieden werden können. Nachteilig ist ein höherer Pflegeaufwand, denn alle Kanäle müssen nach Gebrauch sorgfältig mit Druckluft gereinigt werden, um ein Verstopfen zu vermeiden.

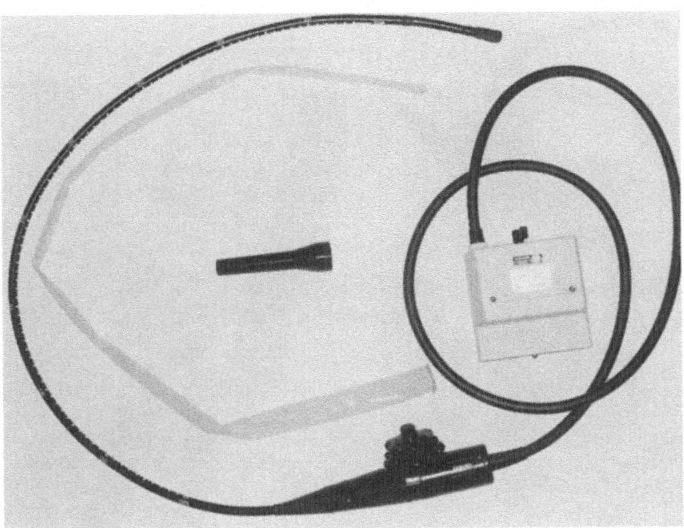

**Abb. 8.** 5-MHz-Phased-Array-Transducer (monoplan) mit Schutzkondom

## 5-MHz-Phased-Array-Transducer

Dieses System wird üblicherweise von den Herstellern angeboten. Wir arbeiteten mit dem der Firma Toshiba (s. Abb. 8). Das Array besteht aus 64 Kristallen, die bei einer Betriebsfrequenz mit 5 MHz ein gutes Auflösungsvermögen in der morphologischen und der flußkodierten Abbildung liefern. Über elektronische Fokussierungsprinzipien ist es möglich, die Schallstrahlen aller 64 Elemente so zu bündeln, daß sie auf eine spezielle Struktur gerichtet sind. Dies bewirkt einen Vergrößerungseffekt (*Zoom*) und erlaubt so die Feinbeurteilung. Im Bereich der Flußanalyse können die Möglichkeiten der im System vorhandenen digitalen Bildverarbeitung auch transösophageal ausgenutzt werden. Das bedeutet, daß eine separate farbkodierte Darstellung der Flußgeschwindigkeiten, der Amplituden und der Turbulenzsignalanteile möglich ist. Ferner können aus einem farbkodierten Standbild beliebige Flußprofile sowie aus einem PW-Doppler-Signal ein Geschwindigkeitshistogramm errechnet werden. Um den Transducer vor Schädigungen zu bewahren, wird diese Sonde vor der Anwendung am Patienten mit einem Schutzkondom versehen, das mit Ultraschallgel gefüllt wird. Die Firma Hewlett-Packard bietet einen monoplanen elektronischen Transducer (5 MHz) mit CW-Doppler-Technik an.

## 5-MHz-Biplan-Transducer

Die Firma Hellige/Aloka hat einen biplanen Transducer (Abb. 9) entwickelt. Hierbei handelt es sich um 2 separate Schallköpfe, deren Schallachsen senk-

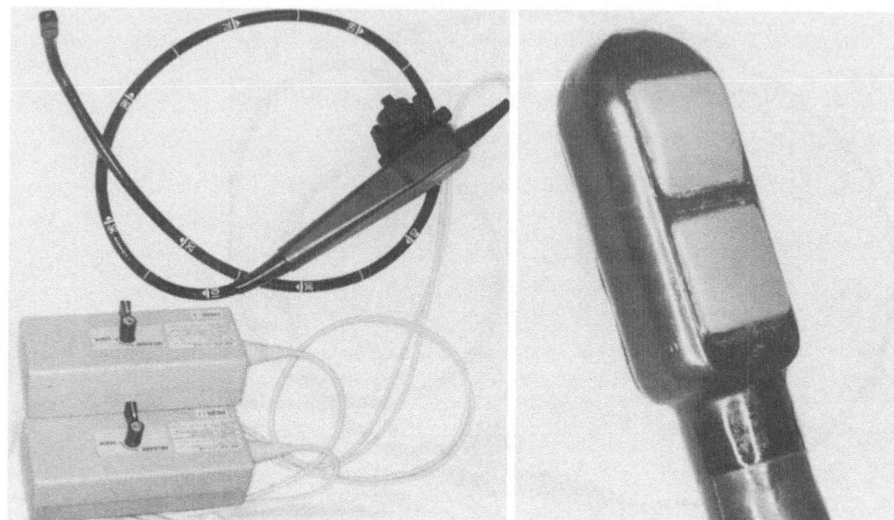

Abb. 9. 5-MHz-Biplan-Transducer

recht aufeinander stehen, so daß das Herz nicht nur wie bisher in der *Transversalebene,* sondern auch in der *Sagittalebene* farbdopplerechokardiographisch untersucht werden kann. Da außerdem, wie bei allen Geräten, die Spitze der Sonde in 3 Dimensionen beweglich ist, kann mit diesem biplanen Transducer nahezu jede beliebige Schnittebene durch Herz und Aorta eingestellt werden. Hierdurch wird das Untersuchungsvorgehen erleichtert und die Aussagekraft der Untersuchung erhöht (s. Kap. 5). Zudem ist die Sonde sehr dünn und kann relativ leicht eingeführt werden. Mittlerweile werden biplane Transducer auch von anderen Firmen (Toshiba, Hewlett Packard) angeboten.

## Reinigung und Desinfektion

Um Schallkopf und Gerät zu schonen, muß am Ende jeder Untersuchung der Freeze-Modus aktiviert werden; erst dann dürfen TEE-Transducer dekonnektiert werden. Die Desinfektion der Sonden erfolgt nach den aus der Endoskopie bekannten Prinzipien für Gastroskope. Nach einer Reinigung des Gerätes mit Wasser und Detergentien erfolgt die Desinfektion durch Einbringen der Endoskope in eine handelsübliche Desinfektionslösung. Nach der vorgeschriebenen Einwirkungszeit wird das Instrument mit Wasser abgespült und ist für die nächste Untersuchung bereit. Bei Geräten mit zusätzlicher Kaltlichtoptik müssen vor und nach der Desinfektion unbedingt alle Kanäle unter Druckluftanwendung gereinigt werden. Einige Hersteller empfehlen die Verwendung von Schutzkondomen, die mit Ultraschallgel gefüllt und mittels einer Applikationshilfe über die TEE-Sonden gestülpt werden (s. Abb. 8). Mikroläsionen des Geräteschaftes durch die Zähne sowie chemische Einwirkung der Lokalanästhetika auf die Transducerbeschichtung können durch diese Gummiüberzüge reduziert werden. Die mechanische Schutzwirkung erleichtert zusätzlich die anschließende Reinigung der Sonden. Inwieweit durch ein solches Kondom eine mikrobielle Kontamination der Sonden verhindert wird, ist noch offen, so daß unseres Erachtens weiterhin eine anschließende Desinfektion erfolgen sollte.

Vor Inbetriebnahme eines Gerätes in der Bundesrepublik Deutschland sind die Vorschriften der medizinischen Geräteverordnung (MedGV) zu beachten [181].

# 4. Untersuchungstechnik

Die Handhabung einer TEE-Sonde entspricht der eines Gastroskopes. Daher ist von entsprechenden Risiken und Kontraindikationen auszugehen. Internistisch tätige Kollegen sind in der Regel endoskopisch erfahren, so daß bei der praktischen Durchführung der TEE keine Schwierigkeiten zu erwarten sind. Kollegen aus anderen Fachgebieten sollten die ersten 30 selbständigen Intubationen des Ösophagus unter Anleitung eines in der Endoskopie erfahrenen Kollegen durchführen [97]. Um die Untersuchungszeit möglichst kurz zu halten, sollte der Untersucher in der transthorakalen farbkodierten Echokardiographie souverän sein.

## Risiken

In einer Multicenterstudie [23] wurden die Komplikationen von mehr als 10000 TEE-Untersuchungen analysiert. Ein Patient verstarb in Zusammenhang mit der TEE an einer Ösophagusblutung aus einem Bronchialkarzinom, das in die Speiseröhre infiltriert war. In einzelnen Fällen wurden Herzrhythmusstörungen (AV-Blockierungen II. und III. Grades, intermittierendes Vorhofflimmern, Tachykardien) beobachtet. Nach neurochirurgischen Eingriffen, die mittels TEE überwacht wurden, sah man in 2 Fällen eine einseitige Stimmbandlähmung. In einigen Fällen mußte die Untersuchung wegen Vomitus beendet werden. Gravierende Komplikationen sind jedoch insgesamt eine seltene Ausnahme [95]. Während der TEE-Untersuchung kann der arterielle Blutdruck ansteigen oder abfallen [49]: daher sind, insbesondere bei der Diagnostik dissezierender Aneurysmen, engmaschige Blutdruckkontrollen erforderlich. Die lokale Druckwirkung des Transducers wurde mit 15 mm Hg gemessen. Im Falle von Thoraxerkrankungen mit möglicher Fixierung des Ösophagus wurden höhere Auflagedrücke bis 60 mm Hg beobachtet [179]. Im Tierversuch zeigte sich auch nach mehr als zweistündiger Untersuchungszeit keine ösophageale Schleimhautläsion [135]. Eine ausgehnte paraösophageale Hernie kann unter Umständen die Ultraschalldiagnostik des Herzens unmöglich machen [45].

## Vorbereitung

Wenn in der Anamnese Hinweise auf Beschwerden oder frühere Erkrankungen im Bereich des oberen Gastrointestinaltraktes vorliegen, führen wir zunächst ein Ösophagogramm oder eine Gastroskopie durch, sofern nicht gleich ein TEE-Transducer mit Kaltlichtoptik benutzt wird. Um die Durchführung der

Untersuchung zügig zu gestalten und im Falle einer Komplikation schnell handeln zu können, assistiert in der Regel eine Schwester, eine MTA („Sonographer") oder ein Kollege bei der TEE-Untersuchung. Die Assistenz überwacht den Patienten und ist auch für die optimale Einstellung des Farbdopplergerätes und die Dokumentation zuständig [137b].

Nach Aufklärung über Art und Risiken der Untersuchung erhält der Patient eine Venenverweilkanüle; anschließend werden die EKG-Elektroden des Echokardiographiegerätes angeschlossen. Bewegliche Zahnprothesen müssen vor der Untersuchung entfernt werden.

In der Regel wird die Indikation zur TEE durch eine kardiovaskuläre Grunderkrankung gegeben; somit ist das Risiko für kardiale Komplikationen erhöht. Daher sollten ein Notfallkoffer mit Beatmungsbeutel, Blutdruckmeßgerät, Intubationsbesteck, Absaugmöglichkeit, sowie Nierenschale, Sauerstoffanschluß, Notfallmedikamente und ein Defibrillator bereitstehen. Um Komplikationen durch Erbrechen zu meiden, sollte der Patient mindestens 6 Stunden nüchtern sein. Doch auch nach diesem Zeitraum können sich bei vorliegender Magenatonie (Gastroparese), die bei speziellen Grunderkrankungen vorkommen kann, noch unverdaute Nahrungsreste im Magen befinden, so daß eine Untersuchung am frühen Morgen günstiger ist.

## Prämedikation

Eine sorgfältige Rachenanästhesie der Rezeptoren für den Würgereflex im Bereich des weichen Gaumens, des Uvulums und der Rachenhinterwand mit handelsüblichen Lidocainspray [1] ist in den meisten Fällen ausreichend und besonders günstig für ambulante Untersuchungen, weil in diesen Fällen die zusätzliche Gabe von Sedativa das Problem einer juristischen Fahruntüchtigkeit für die nächsten Stunden beinhaltet. Außerdem entstehen zusätzliche Risiken durch das jeweilige Pharmakon, welche bis zur Aspiration und einem Atemstillstand reichen können. Sollte dennoch ein Würgereiz vorhanden sein, wirkt die intravenöse Gabe von 5–10 mg Diazepam günstig. Bei intubierten Patienten müssen bisweilen stärker wirksame Sedativa, wie Etomidat, Midazolam oder Flunitrazepam angewandt werden. Um die Aussagekraft der Echokardiographie nicht durch eine erhöhte Herzfrequenz einzuschränken, verzichten wir auf die prophylaktische Gabe von Atropinsulfat. Bei gelegentlich auftretendem exzessiv erhöhtem Speichelfluß kann die zusätzliche Anticholinergikagabe indiziert sein [97]. Stets ist eine Allergieanamnese zu erheben [62].

Während der TEE kommt es in einigen Fällen zur Bakteriämie [27, 56, 182], so daß bei gefährdeten Patienten (mit Vitien, Klappenprothesen) eine Endokarditisprophylaxe nach den Richtlinien der Deutschen Gesellschaft für Herzkreislaufforschung [30] durchgeführt werden sollte.

[1] Alternativ kann ein geschmacklich angenehmeres von unserer Apotheke hergestelltes Spray verwandt werden: Rp. Tetracain HCl 0,5; Benzalkoniumchloridlsg. 50% 0,08; Ethanol 96% rein 6,5; Aqua dest ad 100,0.

## Transducerplazierung

Vor Untersuchungsbeginn muß zunächst eine technische Funktionsprüfung von Sonde und Gerät erfolgen. Anschließend wird der Beißring über die Sonde gestülpt und die Sondenspitze einschließlich des Transducers mit Lidocaingel beschichtet. Der Patient nimmt Linksseitenlage ein und legt sein Kinn auf die Brust, damit der Kopf vorgebeugt ist. Die Sonde wird bis zum Zungengrund vorgeschoben und der Patient gebeten, zu schlucken (Abb. 10). In diesem Moment wird die Sonde in die Speiseröhre vorgeschoben. Bei Auftreten eines Widerstandes darf die TEE-Sonde nicht weiter vorgeführt werden, da die Sondenspitze eventuell in einen Recessus gelangt sein und bei weiterem Vorschieben eine Perforation verursacht werden könnte. Alternativ empfehlen wir eine weitere Methode, die insbesondere bei intubierten Patienten vorteilhaft ist: mit Zeige- und Mittelfinger der einen Hand wird der Zungengrund erfaßt und nach oral gezogen, so daß sich die Epiglottis schließt und der Eingang zur Speiseröhre freigegeben wird. Mit der anderen Hand führen wir die Sonde zwischen beiden Fingern in den Ösophagus ein. Mit einer dieser beiden Methoden läßt sich die TEE-Sonde praktisch immer plazieren. In besonderen Fällen ist bei intubierten Patienten auch ein Einführen der Sonde mittels Laryngoskop und Magillzange möglich. Der Beißring kann zu Beginn oder erst nach erfolgreicher Plazierung der TEE-Sonde zwischen die Zähne eingesetzt werden.

Bei der folgenden Untersuchung führt eine Hand die Sonde im Bereich des Mundes und reguliert dadurch Vor- und Zurückschieben, Drehbewegungen

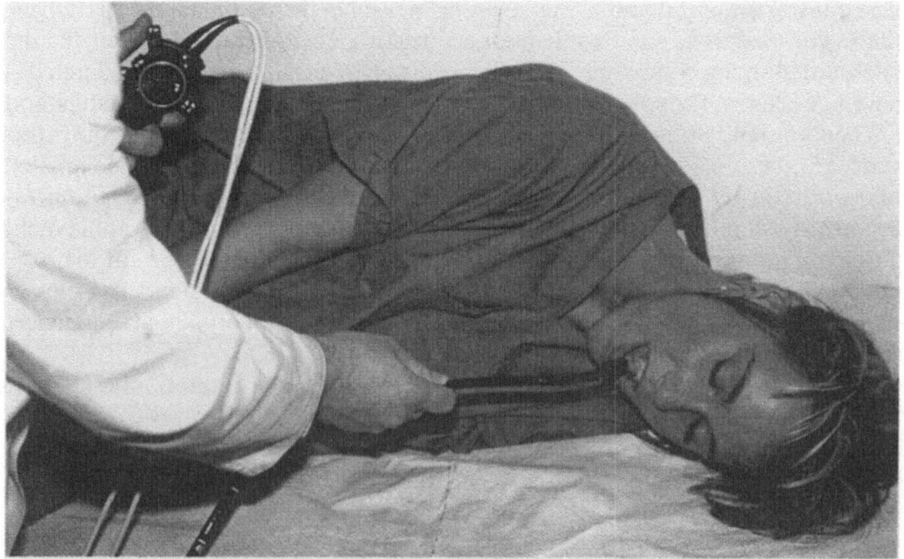

**Abb. 10.** Einführungstechnik der TEE-Sonde in Linksseitenlage

und Fixierung der Sonde, während die andere Hand über die Stellräder den Transducer anguliert. Die durchschnittliche Untersuchungsdauer beträgt je nach Fragestellung und Befund 2–10 min.

## Kontrastechokardiographie

Auch von transösophageal kann eine echokardiographische Kontrastuntersuchung erfolgen. Früher verwendete man zu diesem Zweck aufgeschüttelte Kochsalzlösungen, heute wird meist eine Gelatinelösung (Gelifundol, Firma Biotest) verwandt, die direkt vor Injektion mittels zweier Spritzen und eines Dreiwegehahnes aktiviert, d.h. mit kleinen Luftbläschen emulgiert werden muß. Die Lösung wird milchig trübe, wobei makroskopisch sichtbare Luftbläschen niemals injiziert werden dürfen; denn bei kongenitalen Vitien mit Rechts-links-Shunt kommt es zu einem Übertritt des Kontrastmittels in den großen Kreislauf [118]. Solcherart hergestellte Kontrastmittellösungen weisen unterschiedliche Teilchengrößen (*bubbles*) auf, die zu einem nicht sicher reproduzierbaren inhomogenen Kontrasteffekt führen. Vorteilhafter sind die in nächster Zeit kommerziell erhältlichen, industriell hergestellten Echokontrastmittel. Bei der klinischen Erprobung von Echovist (Firma Schering) einer Galaktosepräparation, sahen wir einen reproduzierbaren und homogenen Kontrasteffekt. Mit der Kontrastmittelgabe lassen sich intrakardiale Shuntbildungen nachweisen und so, zusätzlich zur dopplersonographischen Darstellung, objektivieren. Dabei ist zu beachten, daß das *Kontrastmittel* wie bei der Angiographie das *Shuntvolumen,* die *farbkodierte Flußanalyse* dagegen die *Shuntflußgeschwindigkeit* kennzeichnet. Beim Kontrastechokardiogramm unterscheiden wir einen positiven Kontrasteffekt (Übertritt von Kontrastbubbles in ein echoarmes Kompartiment) von einem negativen Kontrasteffekt (Auswascheffekt in einem kontrastierten Kompartiment durch einen echoarmen Shuntfluß [s. Abb. 28 b]).

▷ Eine Hauptindikation der Kontrastechokardiographie ist derzeit die Diagnostik des *offenen Foramen ovale.* Beim Hustenstoß treten Kontrastbubbles durch ein offenes Foramen ovale und simulieren so eine paradoxe Embolie (s. Abb. 33).

Auch intraoperativ wurde Kontrastmittel unter TEE-Kontrolle zur Beurteilung des verbliebenen Insuffizienzanteiles in der Vitienchirurgie bei rekonstruktiven Eingriffen verwandt [22, 28, 148].

# 5. Indikationen

## Allgemeine Indikationen

Die TEE bietet durch 2 grundsätzliche Vorteile einen erhöhten diagnostischen Informationsgewinn gegenüber der TTE [35, 36, 58]:

1. Es entstehen durch den neuen Ableitungspunkt *zusätzliche Projektionsebenen,* die die Beurteilung bisher weniger gut einsehbarer kardialer und extrakardialer Strukturen (wie linkes Vorhofohr und Aorta thorakalis) erlauben. Durch den oralen Zugang wird ferner eine *intraoperative* Echokardiographie möglich.
2. Ein weiterer Vorteil liegt in dem *verbesserten Auflösungsvermögen* durch die günstigere laterale Auflösung im Nahbereich, einer geringeren Anzahl von Artefakten und der Möglichkeit, höhere Schallfrequenzen zu verwenden.

Nachteilig sind bei der TEE der höhere apparative und logistische Aufwand und die spürbare Belastung für den Patienten. Aus diesen Vor- und Nachteilen ergeben sich grundsätzliche Überlegungen zur Indikationsstellung. Aufgrund ihrer Invasivität kommt die TEE für Fragestellungen, die hinreichend mittels transthorakaler Echokardiographie beantwortet werden können, nicht in Betracht. Wenn jedoch nach der transthorakalen Untersuchung morphologische bzw. hämodynamische Fragen offenbleiben, ist die transösophageale Echokardiographie die weiterführende Untersuchungsmethode der Wahl. Aufgrund klinischer Erfahrungen und Vergleichsstudien lassen sich „klassische" Indikationen herausstellen, bei denen sich die TEE besonders bewährt. Darüber hinaus sollte die TEE immer dann eingesetzt werden, wenn Feinbeurteilungen des Herzens, der Aorta und benachbarter Regionen angestrebt werden. Dabei erhöht die biplane Untersuchungstechnik deutlich die Aussagekraft der echokardiographischen Diagnostik [18, 20, 71, 74, 76, 78, 130–132].

## „Klassische" Indikationen

### Emboliequellendiagnostik

Da das linke Vorhofohr von transthorakal nicht verläßlich beurteilbar ist, dort aber bevorzugt Thromben entstehen (z. B. bei absoluter Arrhythmie), kann eine alleinige transthorakale Echokardiographie eine kardiale Emboliequelle nicht ausschließen. Zwar ist von transthorakal bisweilen ein positiver Nachweis einer Emboliequelle möglich, doch weist oft erst die TEE kardiale Abnormalitäten nach [3, 4, 17, 111, 137a]. Ebenso sind eine verläßliche Beurteilung der Fossa ovalis bezüglich eines offenen Foramen ovale, insbesondere nach Kontrastmittelapplikation [67, 69], sowie der Ausschluß einer ulzerierenden Erkrankung (Plaques) der thorakalen Aorta [138] als Ursache zerebraler oder peripherer arterieller Embolien *nur* mittels transösophagealer Echokardiographie möglich. Veränderungen der Ventrikel, insbesondere im apikalen Bereich, sind aufgrund ihrer größeren Entfernung von der Speiseröhre bisweilen jedoch besser von transthorakal beurteilbar.

## Endokarditis

Aufgrund des höheren Auflösungsvermögens erlaubt die TEE eine Feinbeurteilung von Klappenveränderungen. Vergleichsstudien zeigen eine deutliche Überlegenheit der TEE gegenüber der TTE beim positiven Nachweis endokarditischer Vegetationen und begleitender Komplikationen (Abzeß) an Nativ- sowie Ersatzklappen [39, 113, 168].

## Aorta thoracica

Die thorakale Aorta läßt sich mittels TTE nicht suffizient beurteilen. Zusätzliche Informationen ergeben sich durch die TEE [32, 94]. Mittels TEE, insbesondere bei biplaner Untersuchungstechnik, lassen sich Aortenwurzel, Sinus valsalvae, Aorta ascendens und descendens zuverlässig beurteilen. Aufgrund des dem Ösophagus benachbarten Bronchialsystems kann der Aortenbogen, insbesondere bei monoplaner Untersuchungstechnik, nicht in allen Abschnitten zuverlässig beurteilt werden. Einen gewissen Fortschritt bietet die biplane Untersuchungstechnik [171]. Zur Beurteilung des Aortenbogens, insbesondere der Abgänge der Halsgefäße, ist immer eine zusätzliche transthorakale suprasternale Anlotung erforderlich. Die TEE erlaubt die Feinbeurteilung von aortalen Wandveränderungen wie Arteriosklerose, Ulzeration oder Dissektion. Bei Verdacht auf ein dissezierendes Aortenaneurysma ermöglicht die transösophageale Echokardiographie auf der Intensivstation eine rasche und suffiziente Diagnostik. Bezogen auf die Angiographie ergibt sich eine Sensitivität von 100% [41]. Verglichen mit der Sensitivität der herkömmlichen Computertomographie ohne EKG-Triggerung ergibt sich ein deutlicher Informationsgewinn, weil feine, hochfrequent flottierende Intimadissektionen (flaps) dort nicht immer zur Darstellung kommen [6, 41, 83, 172].

## Vorhofseptum

Das Vorhofseptum verläuft von apikal parallel zur transthorakalen Schallanlotung. Hierdurch ergeben sich sogenannte „Drop-out-Phänomene", die eine Kontinuitätsunterbrechung im Bereich des Vorhofseptums vortäuschen. Da außerdem der Shuntfluß durch einen Vorhofseptumdefekt orthogonal zum Septum verläuft, lassen sich eine Reihe von Vorhofseptumdefekten nicht eindeutig von transthorakal abgrenzen. Bei transösophagealer Anlotung verlaufen das Vorhofseptum nahezu senkrecht und der Shuntfluß parallel zur Schallrichtung, so daß eine subtile Beurteilung des Vorhofseptums möglich ist. Die Sensitivität für den Nachweis von Vorhofseptumdefekten wurde mit 100% angegeben [185]. Die Defektgröße läßt sich exakt ausmessen [38]. Neben Primum- und Sekundumdefekten werden auch Sinus-venosus-Defekte eindeutig dargestellt.

### Klappenprothesendysfunktion

Eine Prothesendysfunktion geht mit morphologischen und hämodynamischen Veränderungen einher. Die transthorakale Beurteilung von Klappenprothesen in Mitralposition ist aufgrund der Entfernung vom apikalen Abteilungspunkt und der besonders bei mechanischen Klappenprothesen auftretenden Schallartefakte, die sich in den linken Vorhof projizieren, erschwert. Da sich von transösophageal der Schallschatten auf den Ventrikel projiziert und sich die Mitralregion in der Nähe des Ösophagus befindet, läßt sich mittels TEE ein valvulärer oder paravalvulärer Reflux vorzüglich darstellen. Die morphologische Feinbeurteilung der Klappe erlaubt Rückschlüsse auf die Ursache der Dysfunktion. Ähnliche, jedoch zum Teil eingeschränktere Beurteilungsmöglichkeiten ergeben sich für Klappenprothesen in Aorten-, Trikuspidal- und Pulmonalposition.

### Kardiale und mediastinale Raumforderungen

Insbesondere im Bereich der Vorhof- und Klappenregionen lassen sich mittels TEE von transthorakal verdächtig erscheinende Reflexstrukturen einer genaueren Analyse unterziehen. Einige parakardiale Raumforderungen lassen sich nicht echokardiographisch von transthorakal nachweisen [33]. Bei intrakardialen Prozessen ermöglicht die Feinauflösung zusätzliche Strukturinformationen [163]. Das Ausmaß der hämodynamischen Funktionsbeeinträchtigung läßt sich festlegen [34]. Da weite Teile des Mediastinums von der Speiseröhre her der Sonographie zugänglich sind, bietet sich eine TEE-Diagnostik mediastinaler Raumforderungen an [112], die als Endosonographie mit biplanem Transducer ergänzende Informationen zu computer- bzw. kernspintomographischen Befunden beitragen kann (s. Abb. 86–88).

### Anästhesiologisches und intensivmedizinisches Monitoring

Für ein intraoperatives echokardiographisches Monitoring der Ventrikelfunktion ist der transthorakale Zugang wenig geeignet. Auch mechanische Ventilation erschwert die transthorakale Diagnostik, insbesondere bei Anwendung positiv-endexspiratorischer Drücke (PEEP). Postoperativ können Lagerungsmöglichkeit und transthorakaler Zugang durch Wunden oder Verbände eingeschränkt sein. Die oral eingeführte TEE-Sonde gestattet in diesen Situationen eine nahezu störungsfreie echokardiographische Ableitung [128, 152]. Anästhesiologisch bedeutsam ist die kontinuierliche Überwachung der Ventrikelfunktion, insbesondere bei kardialen Risikoeingriffen [102]. Schon 1980 wurden hierzu M-mode-Registrierungen verwandt [115]. Heutzutage können *globale* (Herzzeitvolumen, Kontraktilität) und *regionale* (segmentale) linksventrikuläre Funktionsparameter mit Hilfe der zweidimensionalen Echokardiographie überwacht werden [10, 12, 53]. Dopplersonographisch kann die diastolische Füllungskinetik des linken Ventrikels aufgezeichnet werden [126 b].

Wesentlich für die Narkosesteuerung ist eine sensitive Erfassung von Komplikationen wie beispielsweise Luftembolien bei neurochirurgischen Operationen mit sitzender Patientenlagerung [19, 48] oder Markembolien bei Hüftgelenksoperationen [186].

Eine Änderung der Operationstechnik mit Anbringen eines zusätzlichen Entlüftungsloches am Oberschenkelknochen ergab bei der intraoperativen TEE-Kontrolle einen signifikanten Rückgang der Markembolien [85].

In der internistischen Intensivmedizin ergeben sich zusätzlich zur Ventrikelfunktionsanalyse weitere Indikationen, die das gesamte Indikationsspektrum der TEE umfassen [81].

## Therapiekontrolle in Kardiochirurgie und interventioneller Kardiologie

Über die TEE-Sonde bzw. über epikardiale Transducer kann das Operationsergebnis plastischer Eingriffe bei Klappenvitien intraoperativ quantifiziert und durch simultane Kontrolle optimiert werden [1, 134]. Durch intraoperative Anwendung der farbkodierten Flußanalyse [9] kann dabei auf die früher intraoperativ eingesetzte Kontrastechokardiographie [22, 28] zur Quantifizierung von Insuffizienzanteilen verzichtet werden. Auch das Monitoring der Therapie mit einer intraaortalen Ballonpumpe ist möglich: Kontraindikationen wie Aortenklappeninsuffizienz und Aortenaneurysmen, die auch als Komplikation neu entstehen können, sind sofort erkennbar. Der Grad der kardialen Rekompensation kann überwacht werden [104, 107 a]. Bei der Valvuloplastie einer Mitralklappenstenose läßt die TEE intraatriale Thromben, die eine Kontraindikation darstellen, sichtbar werden und ermöglicht eine simultane Evaluierung des Dilatationsergebnisses [14]. Auch während Valvuloplastie von Aortenklappenstenosen wurde die TEE zur Quantifizierung auftretender Regurgitationen sowie zur Optimierung der Ballongröße eingesetzt [21]. Nach Eingriffen am offenen Herzen wurde intrakardial verbliebene Luft mittels TEE nachgewiesen [129].

### Spezielle Indikationen

Gelegentlich bedürfen Veränderungen im Bereich der Klappenregion (Mitralklappeninsuffizienzen, Mitralklappenprolaps, subvalvuläre Aortenstenose) oder im Bereich der Ventrikel (Atrioventrikulärer Defekt, Ventrikeldivertikel) einer näheren Abklärung. Bei Thoraxtraumen mit Mediastinalverbreiterung bietet sich eine TEE-Diagnostik an, sofern eine Ösophagusruptur ausgeschlossen ist. Die klinische Relevanz der transösophagealen Sonographie des Spinalkanals und der Zwischenwirbelscheiben [47] bleibt abzuwarten.

### „Ungünstige“ Schallbedingungen bei transthorakaler Echokardiographie

Auch unter Verwendung modernster Transducer lassen sich bei einer geringen Zahl von Patienten mit sogenannten „ungünstigen“ Schallbedingungen, z. B. aufgrund einer Lungenerkrankung, einer besonderen Konstitution oder postoperativer Zustände von transthorakal nur unzureichende Registrierungen gewinnen. Falls der echokardiographische Befund in diesen Fällen von besonderer Bedeutung ist, empfiehlt sich die TEE, die nur dann in ihrer Aussage eingeschränkt ist, wenn eine zusätzliche Herzdrehung, Verlagerung der Speiseröhre oder eine paraösophageale Hernie des Magens vorliegen [45, 103 a].

## Vorteile der biplanen Untersuchungstechnik

In Ergänzung zur monoplanen Untersuchungstechnik ergeben sich durch die Sagittalebene („2. Ebene“) folgende neue Standard-Schnittebenen [18, 71, 74, 76, 78]:

1. Zweikammerblick des linken Ventrikels,
2. Sagittalschnitt der Aortenwurzel,
3. rechtsventrikulärer Ausflußtrakt,
4. V. cava superior und inferior,
5. transgastrische lange Achse,
6. Sagittalschnitt: Aortenbogen,
7. Sagittalschnitt: Aorta descendens,
8. Sagittalschnitt: Mediastinum.

Zusätzliche diagnostische Informationen ergaben sich gegenüber der monoplanen Untersuchungstechnik bei folgenden Fragestellungen [20, 71, 74, 76, 78, 130–132, 156 b]:

1. Endokarditis der Mitralklappe,
2. Mitralklappenprolaps,
3. Quantifizierung einer Mitralklappeninsuffizienz,
4. echogene Massen im Vorhofbereich (Vorhofohr),

5. Aortenaneurysmen,
6. mediastinale Raumforderungen.

Vorhofseptumdefekte lassen sich zweidimensional vermessen [131]. Auch der Hauptstamm der linken Kranzarterie wurde biplan mit hoher Sensitivität für Stenosen analysiert [193]. Insgesamt liefert die biplane Untersuchungstechnik zusätzliche morphologische und hämodynamische Information und erhöht dadurch die diagnostische Aussagekraft der TEE-Untersuchung. Durch die zusätzlichen Schnittebenen werden die erforderlichen Angulationen zur Darstellung bestimmter Strukturen vereinfacht. Hieraus resultiert eine verminderte Patientenbelastung. Nachteilig ist derzeit noch der räumliche Abstand beider Transducersegmente sowie die noch fehlende Möglichkeit einer simultanen On-line-Analyse in beiden Ebenen. Eine neue Transducergeneration verspricht hier Abhilfe [133].

# 6. Anatomische Korrelationen – Schnittebenen

Durch die Kombination zweier Transducer: eines mit transversal und eines mit sagittal verlaufender Ebene sowie einer durch Bautenzüge in allen Raumrichtungen schwenkbaren flexiblen Sondenspitze, die außerdem vor- und zurückbewegt werden kann, lassen sich praktisch alle Schnittebenen durch Herz und Aorta vom Ösophagus her ableiten (Abb. 11). Bei Verwendung einer monoplanen Sonde wird nur die Transversalebene dargestellt. Da die biplane Untersuchungstechnik gegenüber der monoplanen Technik zusätzliche Schnittebenen erlaubt, sind extreme Angulationen nicht mehr erforderlich. So wird der Untersuchungsvorgang vereinfacht, die Belastung der Patienten (Druckwirkung auf das Herz und die Ösophaguswand) vermindert, die Aussagekraft verbessert. Es ist daher zu erwarten, daß in Zukunft vorwiegend die biplane Technik verwendet werden wird. Bezüglich der monoplanen (Transversal)ebenen wurden schon früh einzelne Schnittebenen angegeben [88, 147]. Wir orientieren uns an der von der Mayo-Klinik vorgeschlagenen Systematik [155, 169]. Bezüglich der sagittalen (biplanen) Schnittebenen stellen wir unsere eigene Systematik vor. Insgesamt untersuchen wir Herz und Aorta in 18 Standardschnittebenen, die anschließend in der Reihenfolge des Untersuchungsablaufes vorgestellt werden. Zusätzlich analysiert man spezielle Veränderungen mit optimaler Schnittführung durch Angulation, Rotation und Wechsel zwischen Transversal- und Sagittalebene. Im Einzelfall kann die Untersuchung bei gering belastbaren Patienten gegebenenfalls allein auf die Beantwortung einer gezielten Fragestellung ausgerichtet werden.

## Biplane Untersuchung des Herzens

Nach Einführen der Sonde (Abb. 12) untersuchen wir das Herz von 2 Positionen des Ösophagus aus sowie von einer 3. Position transgastrisch durch den Magenfundus. Dabei werden zunächst die *Transversalebenen* und anschließend die *Sagittalebenen* eingestellt.

### Transösophageale kardiale Schnittebenen

*Transversalebenen*

Aortenwurzel (Position ①)

In einer Entfernung des Transducers von ca. 25–30 cm von der Zahnreihe wird zunächst die *Aortenwurzel* (Abb. 13) eingestellt. In dieser Ebene lassen sich

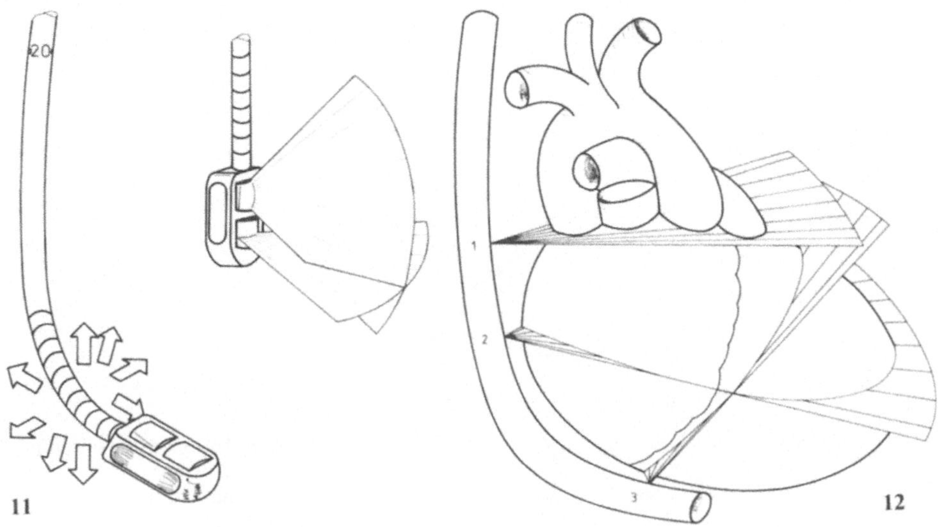


**Abb. 11.** Freiheitsgrade und Schnittebenen eines biplanen TEE-Transducers

**Abb. 12.** Transösophageale Standardableitungspunkte: *1* Aortenwurzel, *2* Ventrikelebene, *3* Magenfundus

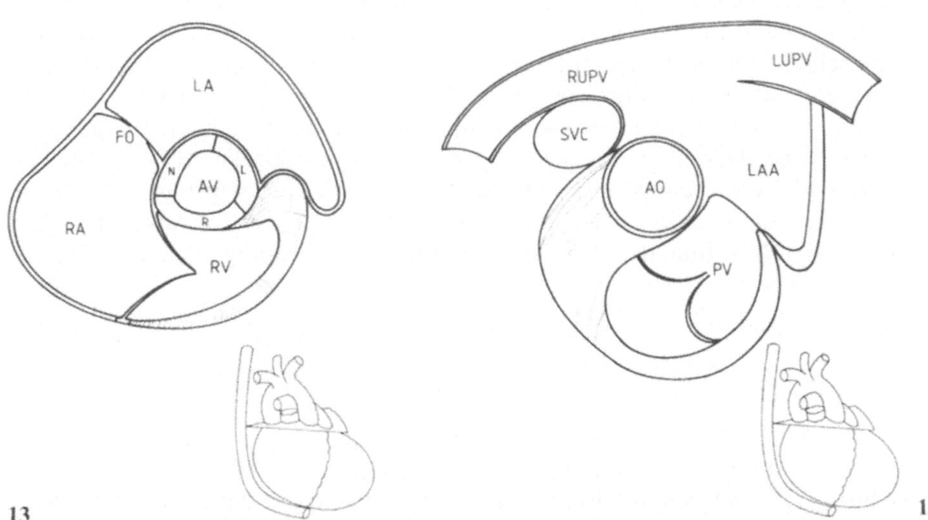


**Abb. 13.** Transversalschnitt (Position ①): Aortenwurzel mit Vorhofseptum. *N* akoronares, *R* rechtskoronares, *L* linkskoronares Aortenklappensegel

**Abb. 14.** Transversalschnitt (Position ①): linkes Vorhofohr mit Lungenvenen

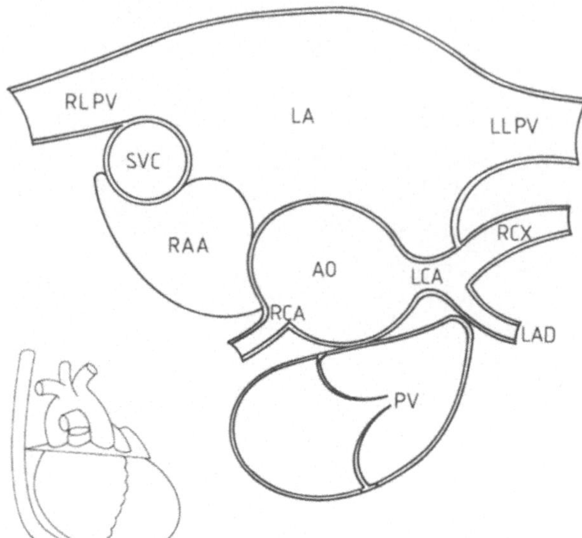


**Abb. 15.** Transversalschnitt (Position ①): Koronararterien

Aortenklappe und v.a. das *Vorhofseptum mit Fossa ovalis* beurteilen. Durch weitere Angulation wird die Ebene des *linken Vorhofohres* mit seiner Darstellung erreicht (Abb. 14). Je nach Höhe des intraatrialen Druckes ergibt sich eine variable Größe des Vorhofohres. Man kann das Vorhofohr von den daneben einmündenden Lungenvenen mit Hilfe der farbkodierten Flußdarstellung unterscheiden: Lungenvenen enthalten einen kräftigen Fluß, das Vorhofohr ist dagegen relativ strömungsarm. Das linke Vorhofohr dient weiterhin als Leitschiene zum Aufsuchen der *linken Kranzarterie* (Abb. 15), deren *Hauptstamm* in der Regel darstellbar ist, meist lassen sich zusätzlich die Anfangsteile von LAD und RCX identifizieren. Die *rechte Kranzarterie* entspringt auf gleicher Höhe über dem rechtskoronaren Aortensegel. Durch weitere Angulation läßt sich der Hauptstamm der *Pulmonalarterie* mit Aufzweigung in rechte und linke Pulmonalarterie darstellen (Abb. 16).

## Ventrikelebene (Position ②)

Durch Vorschieben der Sonde um einige Zentimeter resultiert in einem Abstand von etwa 30–35 cm von der Zahnreihe [144] ein *Vierkammerblick* (Abb. 17). Durch Angulation läßt sich der linksventrikuläre Ausflußtrakt im Sinne eines *Fünfkammerblickes* darstellen (Abb. 18). Durch Rotation und Angulation gelingt von dieser Ableiteposition die Darstellung des *Sinus coronarius* (Abb. 19).

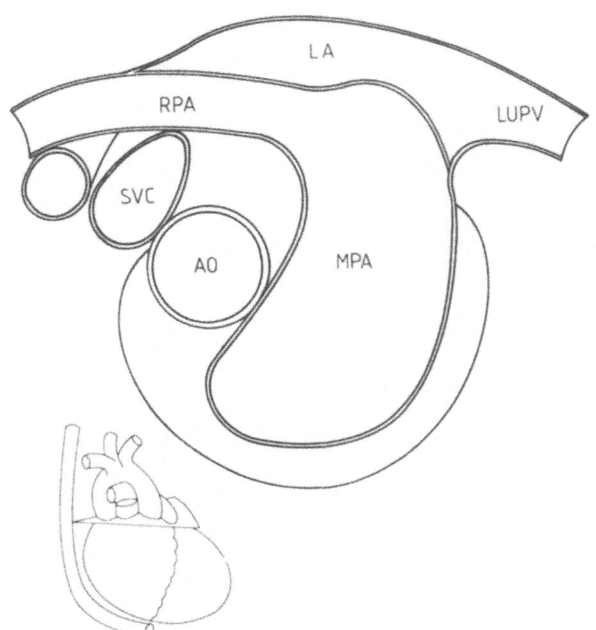


**Abb. 16.** Transversalschnitt (Position ①): Hauptstamm der Pulmonalarterie

*Sagittalebenen*

Die Sagittalebenen lassen sich mittels biplaner Untersuchungstechnik von transösophageal mit der 2. Ebene ableiten. Durch eine fortwährende Rotation der Sonde im Uhrzeigersinn und eine gewisse Höhenkorrektur (Variation zwischen Position ① und Position ②) kommen 4 aufeinanderfolgende Standardebenen zur Projektion: Zunächst erscheint der Zweikammerblick (Abb. 20), der den linken Ventrikel und das linke Vorhofohr in sagittaler Schnittführung ableitet. Durch weitere Rotation resultiert eine Projektion ähnlich dem parasternalen Kurzachsenschnitt mit übersichtlicher Darstellung des rechtsventrikulären Ausflußtraktes, der Trikuspidalklappe und der Pulmonalklappe (Abb. 21). Durch fortgeführte Rotation läßt sich dann die Aorta ascendens mit den Sinus Valsalvae darstellen (Abb. 22). Abschließend erscheint der rechte Vorhof mit oberer und unterer Hohlvene sowie dem rechten Vorhofohr (Abb. 23).

## Transgastrische kardiale Schnittebenen – Segmenteinteilung

(Position ③)

Vom Magenfundus aus – 40–45 cm von der Zahnreihe entfernt – lassen sich über die Transversalebene Kurzachsenschnitte durch den rechten und linken Ventrikel und die Papillarmuskeln legen (Abb. 24). Die zirkulären Kurzachsenschnitte eignen sich zur Beurteilung der segmentalen Wandbewegung und

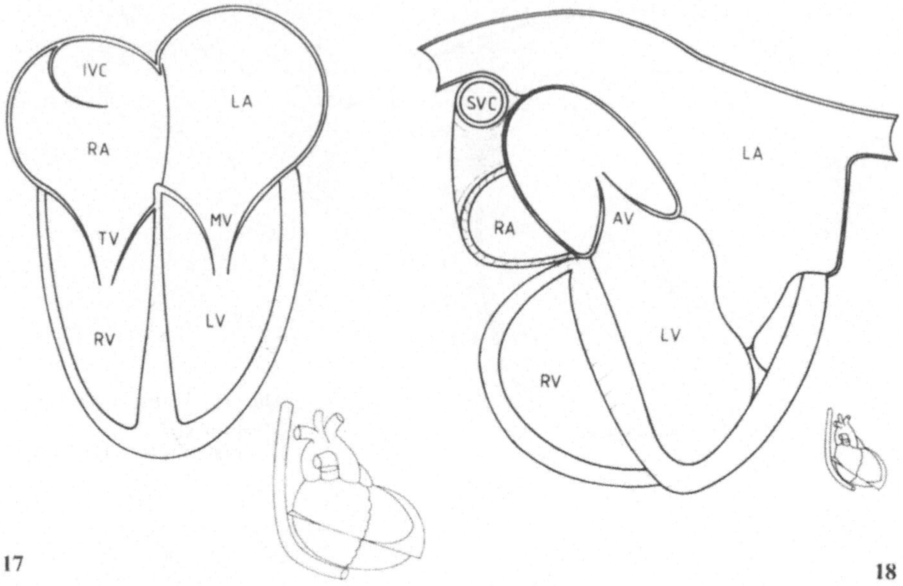


17

18

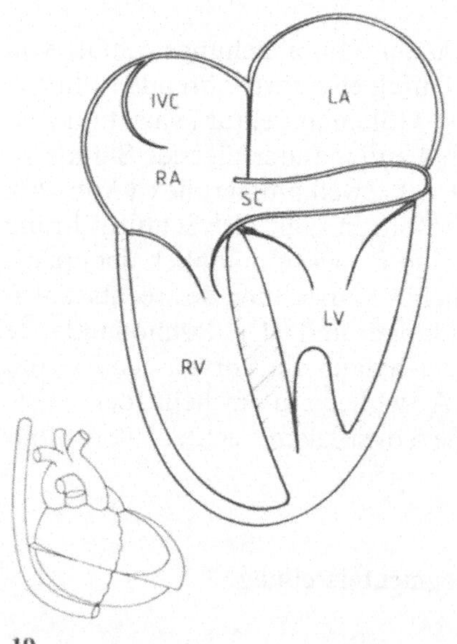


19

**Abb. 17.** Transversalschnitt (Position ②): Vierkammerblick

**Abb. 18.** Transversalschnitt (Position ②): linksventrikulärer Ausflußtrakt mit Aortenklappe-Fünfkammerblick

**Abb. 19.** Transversalschnitt (Position ②): modifizierter Vierkammerblick mit Sinus coronarius

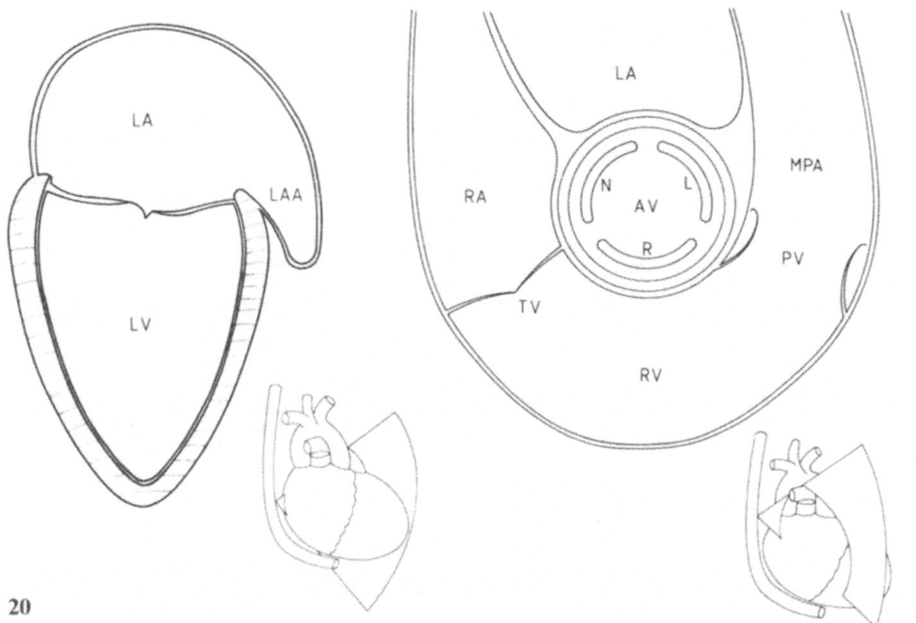


**Abb. 20.** Sagittalschnitt (biplan): Zweikammerblick mit linkem Vorhofohr

**Abb. 21.** Sagittalschnitt (biplan): rechtsventrikulärer Ausflußtrakt mit Aorten-, Trikuspidal- und Pulmonalklappe. *N* akoronares, *R* rechtskoronares, *L* linkskoronares Aortenklappensegel

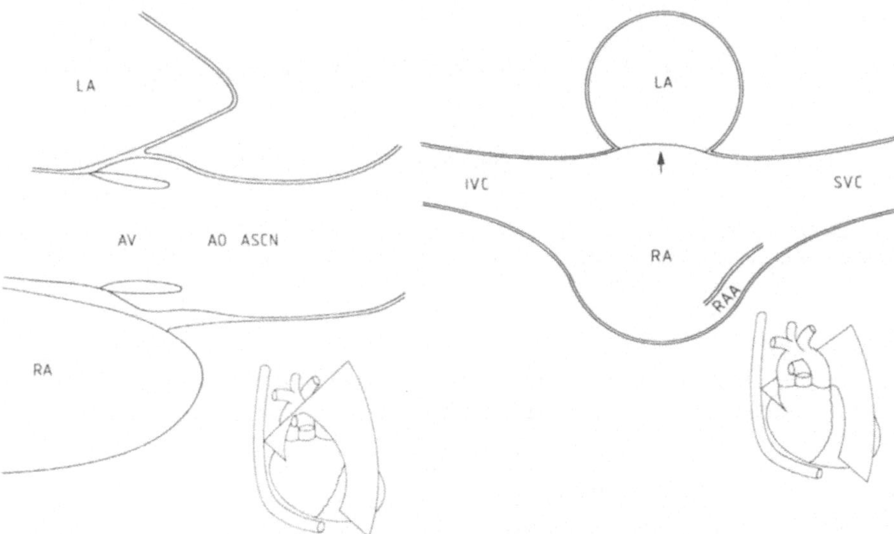


**Abb. 22.** Sagittalschnitt (biplan): Aorta ascendens mit Sinus Valsalvae

**Abb. 23.** Sagittalschnitt (biplan): V. cava superior und inferior, rechtes Atrium mit rechtem Vorhofohr

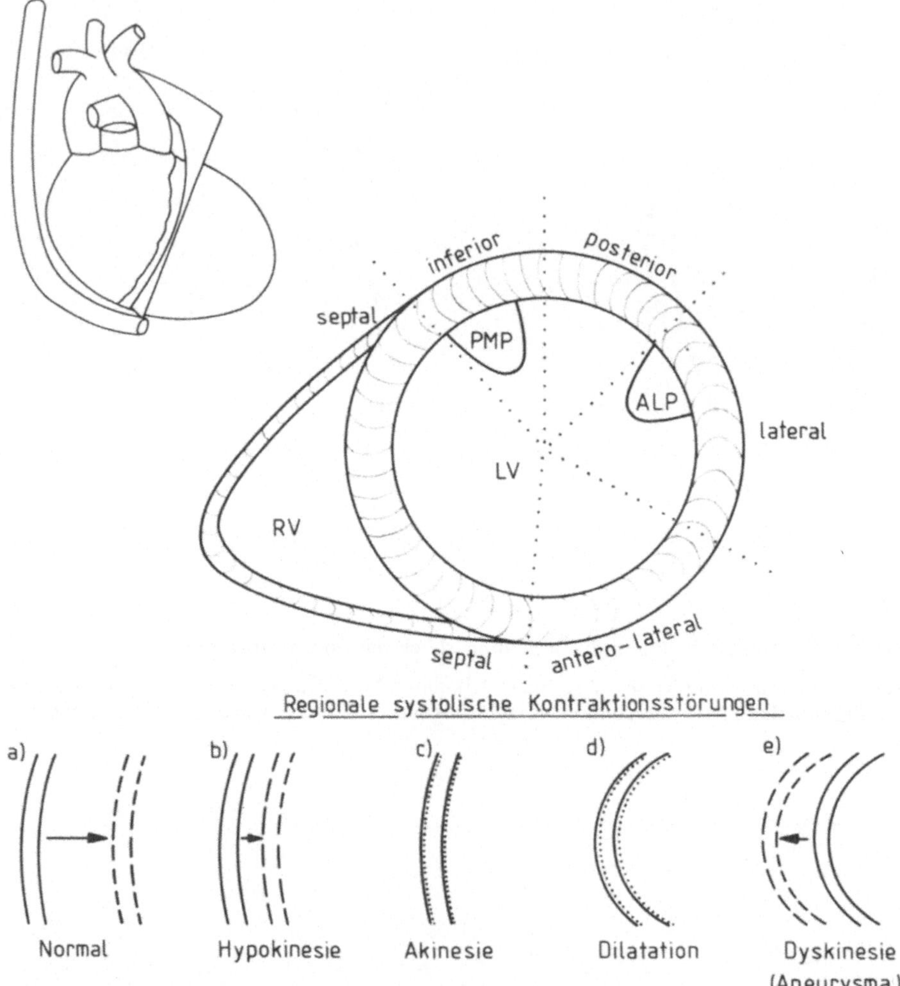


**Abb. 24.** *Oben:* Transgastrischer Transversalschnitt (Position ③): Kurzachsenschnitt durch rechten und linken Ventrikel mit linksventrikulärer Segmenteinteilung. *Unten:* Definition typischer regionaler systolischer Kontraktionsstörungen (*a–e*)

ermöglichen den Nachweis systolischer Kontraktionsstörungen [10] in den 11 nachfolgend definierten linksventrikulären Segmenten. Es unterscheiden sich 3 Segmentzonen [15]:

▷ • basal (Mitralklappenniveau),
• medial (Papillarmuskelregion)
• sowie apikal (Herzspitze).

Der apikalen Zone wird allein das apikale Segment zugeordnet. Basale und mediale Zone enthalten je 5 Segmente: transducernah die inferioren und poste-

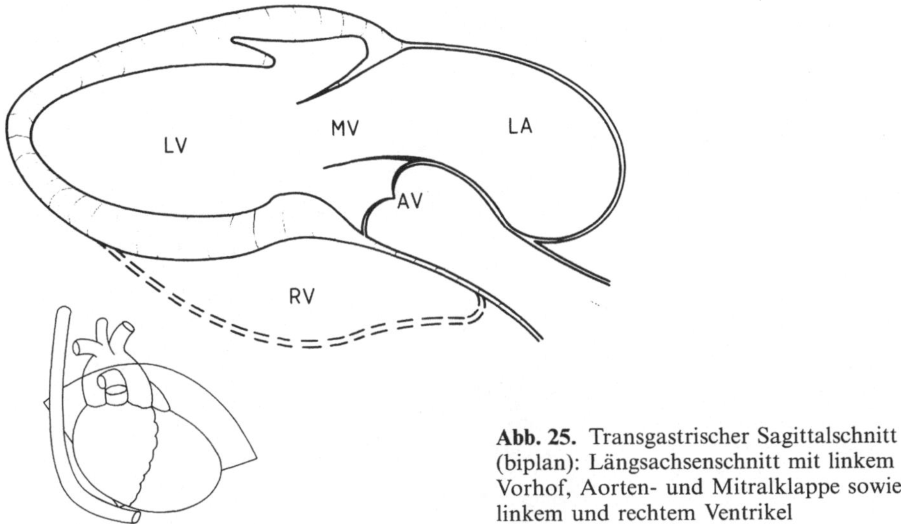


**Abb. 25.** Transgastrischer Sagittalschnitt (biplan): Längsachsenschnitt mit linkem Vorhof, Aorten- und Mitralklappe sowie linkem und rechtem Ventrikel

rioren, transducerfern die anterolateralen, im Septum die septalen und gegenüberliegend die lateralen Segmente.

▷ In jedem Segment wird das systolische Kontraktionsvermögen (Abb. 24) klassifiziert: Norm, Hypokinesie, Akinesie, Dilatation, Dyskinesie (= Aneurysma).

Formal läßt sich in der Sagittalebene eine transgastrische lange Achse ableiten (Abb. 25). Aufgrund der mesenterialen Fixation des Magens gelingt die exakte Einstellung dieser Schnittebenen jedoch nicht immer. Für eine CW-Doppler-Analyse der Aortenklappe bietet sich diese Projektion jedoch an [156b].

## Biplane Untersuchung der Aorta thoracica

Durch Rotation des Schallkopfes um 180° gegenüber dem Herzen läßt sich die Aorta thoracica darstellen. In der Regel beginnt die Analyse der Aorta descendens vom Magenfundus aus. Beim Rückzug des Gerätes ist eine fortwährende Rotation der Sonde notwendig, weil Ösophagus und Aorta sich umeinander winden. Durch die variable Topographie ergibt sich, bezogen auf den Transducer, eine unterschiedliche Lage der anterioren/posterioren bzw. rechts-/linksseitigen Aortensegmente, je nach Entfernung von der Zahnreihe (Abb. 26, [169]).

Die *Transversalebene* (Abb. 27) zeigt im Bereich der Aorta ascendens und descendens *kreisförmige* Schnitte, im Aortenbogen erscheint ein *elliptischer* Schnittverlauf.

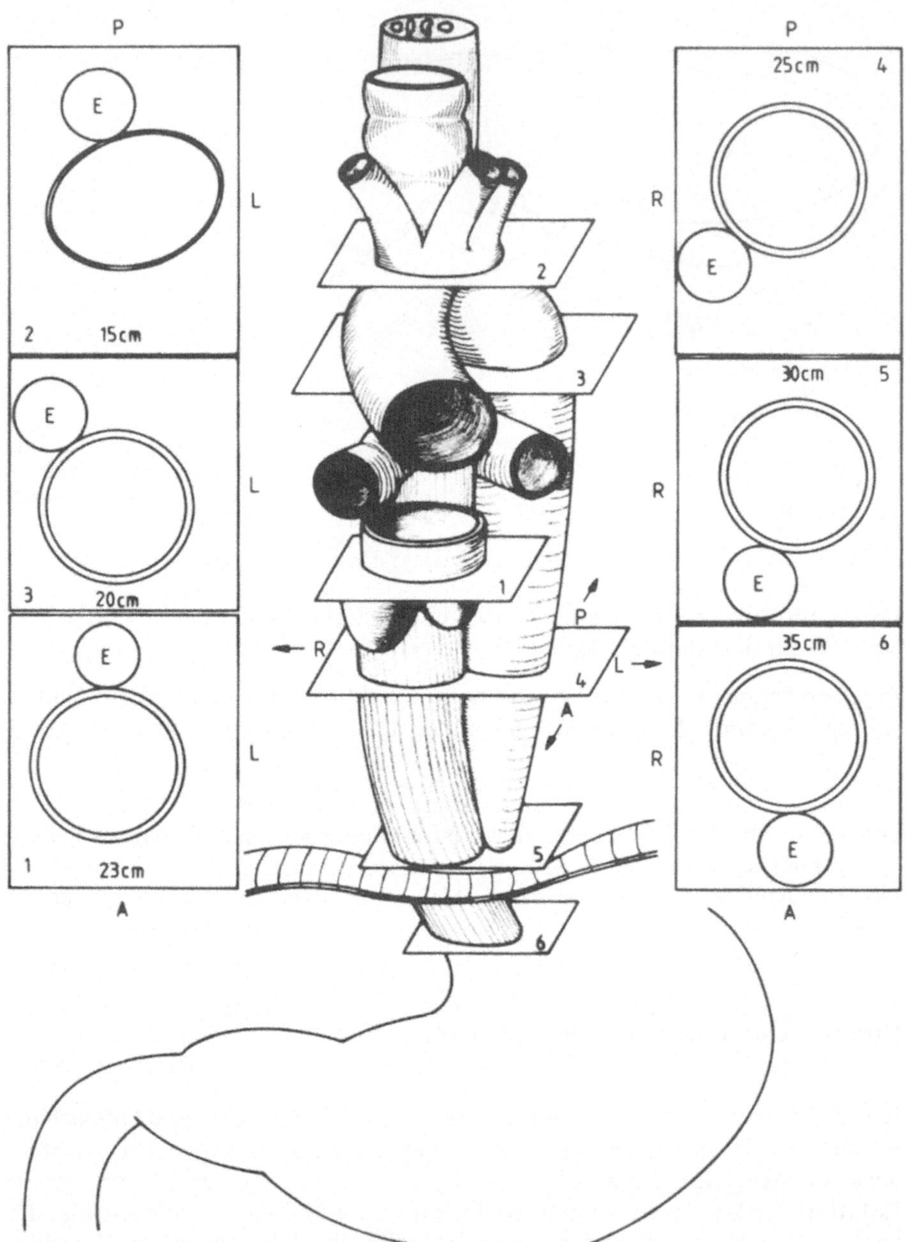


**Abb. 26.** Variable Topographie von Aorta und Ösophagus in Abhängigkeit von der Ableiteposition: *A* anterior, *P* posterior, *L* links, *R* rechts, *E* Ösophagus

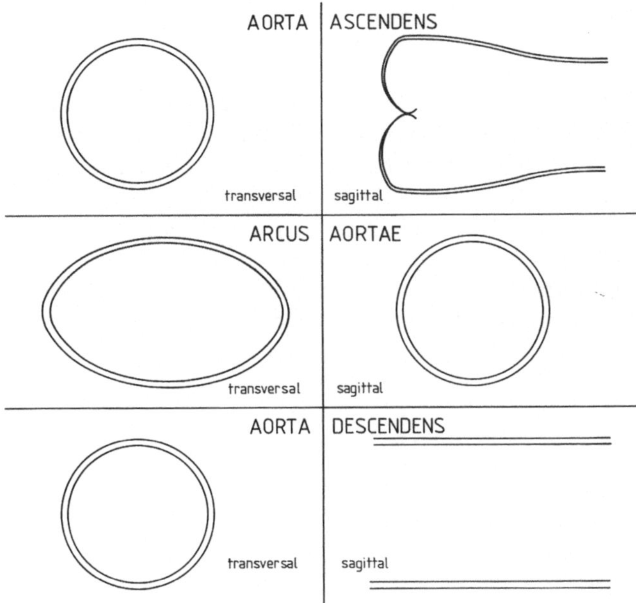


**Abb. 27.** Konturen der Aorta thoracica

Die *Sagittalebene* (Abb. 27) bietet im Bereich der Aorta descendens einen *rechteckigen* Längsschnitt (s. Abb. 73 rechts). Im Aortenbogen erscheint ein *kreisförmiger* Querschnitt, die Aorta ascendens läßt sich nahezu im gesamten Verlauf einschließlich der Sinus Valsalvae darstellen (s. Abb. 72). Durch den Verlauf des zentralen Bronchialsystem ergibt sich im Bereich des Aortenbogens eine sogenannte „blinde Zone" [155] bei transversaler Schnittführung. Die sagittale Schnittführung ermöglicht durch den sektorförmigen und vertikalen Verlauf der Schallebene partielle Einblicke in die vom Aortenbogen abgehenden Arterien, so daß die Ausdehnung dissezierender Membranen bis in diese Bereiche verfolgt werden kann [171].

## Biplane Untersuchung des Mediastinums

Mit Hilfe der Transversal- und Sagittalebene und der Angulationsmöglichkeiten der Sonde lassen sich beliebige Schnittebenen der paraösophagealen Regionen des Mediastinums gewinnen. Raumforderungen und unklare Veränderungen können so aufgesucht und analysiert werden.

## Einfluß von Körperposition und Atmung

Üblicherweise untersuchen wir die Patienten in Linksseitenlage. Eine Änderung der Körperlage in Rechtsseiten-, Rückenlage oder sitzende Position führt analog zur Änderung der Anatomie bei der bildgebenden Röntgendiagnostik zu geringfügigen Änderungen der Organtopographie. Diese Unterschiede können sowohl vorteil- als auch nachteilhaft für die Darstellung bestimmter Strukturen oder Schnittebenen sein. Eine ähnliche Wirkung hat auch die Zwerchfellbewegung beim Atmen. Der erfahrene Untersucher nutzt diese Effekte bewußt zur Optimierung echokardiographischer Ableitungen.

# 7. Systematik der pathologischen Veränderungen

Im folgenden Kapitel werden häufig auftretende pathologische Veränderungen systematisch nach einzelnen anatomischen Regionen dargestellt.

## Vorhofregion

### Vorhofseptum

*Defekte*

Ein Vorhofseptumdefekt liegt vor, wenn eine kontinuierliche Kommunikation zwischen rechtem und linkem Vorhof besteht. In der Embryonalentwicklung entsteht das Vorhofseptum durch Vereinigung von Septum primum und Septum sekundum. Nach Art und Zeitpunkt der embryonalen Entwicklungsstörung entstehen verschiedene Varianten der Vorhofseptumdefekte. Am häufigsten beobachtet man den Septum-*Secundum-Defekt,* der das mittlere und kraniale Vorhofseptum und die Region des Foramen ovale betrifft (Abb. 28). Ein *Septum-primum-Defekt* ist in der mittleren und basisnahen Vorhofscheidewand lokalisiert. Häufig sind die AV-Klappen in den Defekt mit einbezogen (Abb. 31). Der hohe Vorhofseptum- oder *Sinus-venosus-Defekt* liegt zwischen der Fossa ovalis und der Einmündung der V. cava superior, so daß die obere Hohlvene über dem Defekt reitet (Abb. 29 u. 30). Dieser Defekt geht häufig mit fehleinmündenden rechtsseitigen Lungenvenen in die obere Hohlvene oder den rechten Vorhof einher. Neben diesen kongenitalen Vorhofseptumdefekten können auch iatrogen verursachte Septumdefekte, wie z. B. nach Valvulopla-

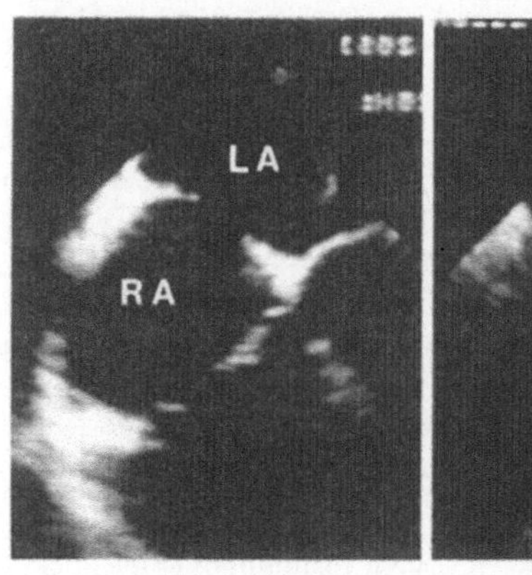

a

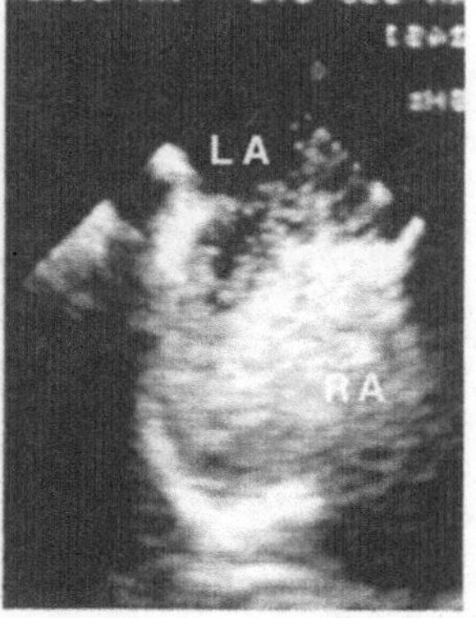

b

**Abb. 28 a, b.** Vorhofseptumdefekt vom Sekundumtyp. **a** Defektgröße im zweidimensionalen TEE, **b** Kontrasteffekt im zweidimensionalen Kontrast-TEE

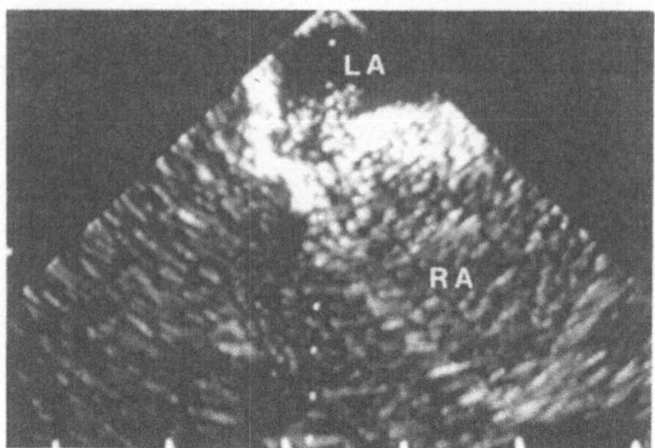


**Abb. 29.** Sinus-venosus-Defekt: Kontrastmittelübertritt in den linken Vorhof

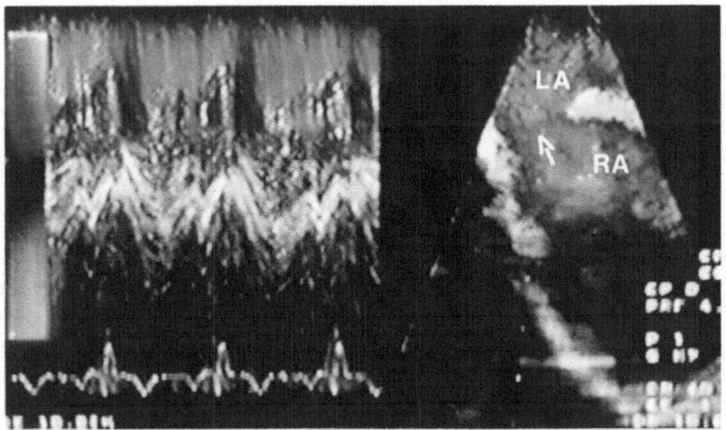


**Abb. 30.** Sinus-venosus-Defekt (*Pfeil*): *links:* farbkodierter M-mode, *rechts:* farbkodierter B-mode

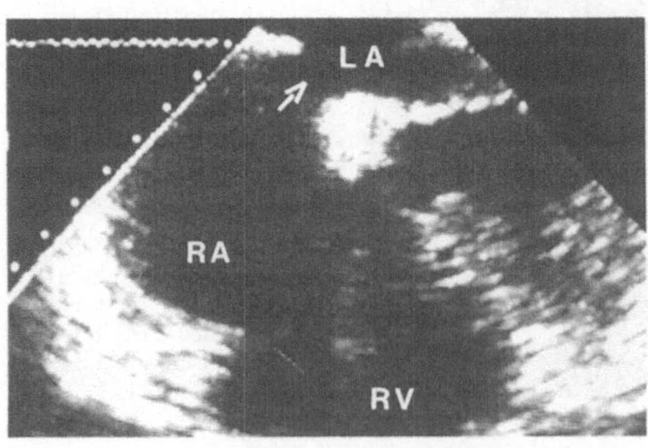


**Abb. 31.** Vorhofseptumdefekt vom Primumtyp (*Pfeil*) bei Ebstein-Anomalie

stie der Mitralklappe [176] oder postoperative Rezidive von transösophageal erkannt werden.

Ein vergrößerter rechter Ventrikel beinhaltet in der Differentialdiagnose *immer* einen Vorhofseptumdefekt. Der direkte Nachweis mittels transthorakaler Farbdoppler-Echokardiographie gelingt jedoch nicht immer. Für die TEE-Diagnostik wurde in einer Studie eine Sensitivität von 100% [185], bezogen auf invasiv validierte Defekte, beschrieben. Sie ist einer Kernspintomographie bei dieser Fragestellung vorzuziehen [82].

Der Schweregrad des Defektes läßt sich morphologisch durch direkte Vermessung der Defektgröße [38] – bei biplaner TEE-Technik in 2 Ebenen [131] – festlegen. Der vorliegende Shuntfluß entspricht überlicherweise einem gekreuzten Shunt – einem Links-rechts-Shunt (LR), der in der Regel jedoch von einem kleineren Rechts-links-Shunt (RL) begleitet wird. Der Nachweis dieser Shuntanteile und ihre zeitliche Zuordnung zum Herzzyklus können mittels farbkodierter Flußanalyse (Abb. 30; zweidimensional: B-Bild, eindimensional: M-mode) sowie durch Kontrastechokardiographie (s. Abb. 28 und 29) erfolgen. Der LR-Shunt verursacht im kontrastmittelgefüllten rechten Vorhof einen negativen („Auswascheffekt"), der RL-Shunt durch die übertretenden Kontrastpartikel einen positiven Kontrasteffekt (s. Abb. 28 u. 29).

*Foramen ovale*

Direkt nach der Geburt verschließt sich das Vorhofseptum im Bereich der Fossa ovalis (Abb. 32). Bei vielen Menschen bleibt dieser Verschluß aus oder ist unvollständig. In diesen Fällen besteht ein komplett oder partiell offenes Foramen ovale, das die pathogenetische Grundlage für eine sogenannte paradoxe Embolie darstellt, bei der venöse Thromben arterielle Embolien verursachen. Nach neueren Untersuchungen soll dieser Mechanismus gerade bei der Entstehung von zerebralen Insulten jüngerer Patienten besondere Bedeutung haben [184]. In eigenen Untersuchungen [67, 69] ließ sich mittels transösophagealer Kontrastmittelechokardiographie (Gelifundol) ein offenes Foramen ovale (PFO) bei Patienten mit embolieverdächtigen zerebral-ischämischen Ereignissen in 21,1% gegenüber einer Häufigkeit von 9,1% der Fälle bei neurologisch asymptomatischen Patienten feststellen (Abb. 34). Nicht nur für die Entstehung paradoxer Embolien ist das offene Foramen ovale anatomische Voraussetzung, sondern auch für die Entstehung pathologischer Rechts-links-Shunts bei Druckerhöhungen im rechten Vorhof. Die nachfolgende Hypoxämie ist von klinischer Relevanz [103 b] bei der Schocklunge (ARDS), nach Pneumektomien, rechtsventrikulären Infarkten sowie bei der Vasodilatatortherapie der pulmonalarteriellen Hypertonie [107 b]. Ein erfolgreicher temporärer Verschluß des PFO durch eine perkutane Kathetertechnik wurde beschrieben [103 b].

Mit Hilfe der transösophagealen Farbdoppler-Echokardiographie wurde in einigen Fällen ein offenes Foramen ovale nachgewiesen [123]. Wichtiger ist für diese Fragestellung die transösophageale Kontrastechokardiographie (TECE), die eine entsprechende Markierung des Shuntvolumenflusses be-

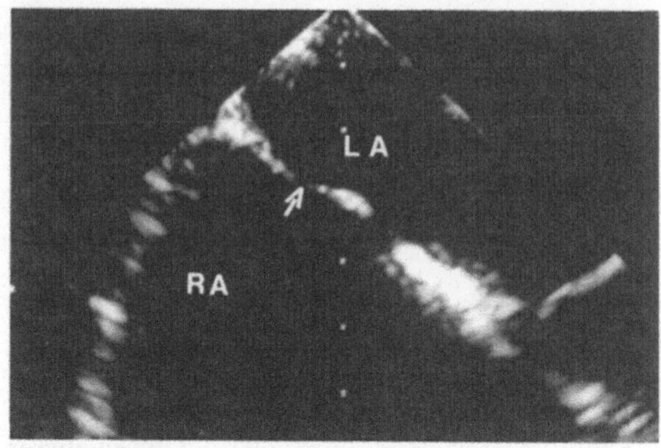


**Abb. 32.** Vorhofseptum mit geschlossener Fossa ovalis (*Pfeil*)

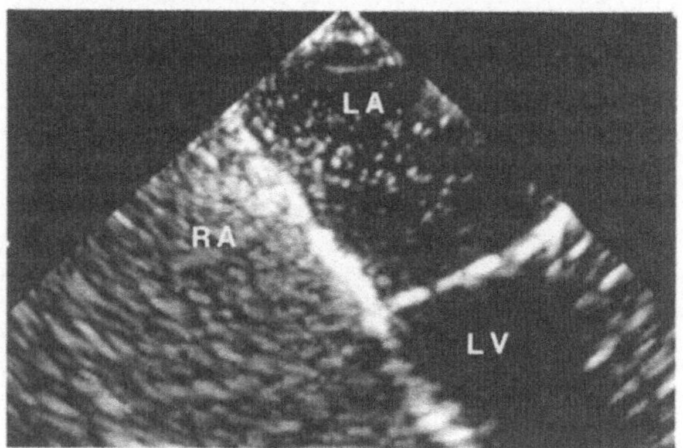


**Abb. 33.** Offenes Foramen ovale mit Kontrastmittelübertritt vom rechten in den linken Vorhof beim Hustenstoß

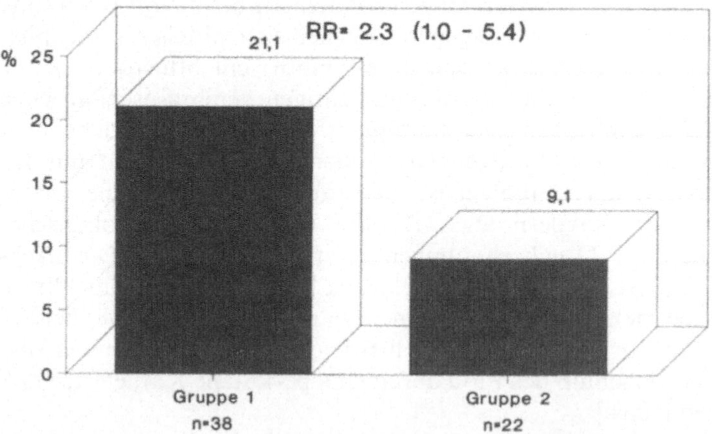


**Abb. 34.** Positiver Nachweis eines offenen Foramen ovale im transösophagealen Kontrastechokardiogramm (TECE) bei Patienten mit embolieverdächtigen zerebralen Ischämien (*Gruppe 1*) und Patienten ohne neurologische Symptome (*Gruppe 2*). Kontrastmittel: Gelifundol

inhaltet (Abb. 33). Insbesondere der Valsalva-Versuch und der Hustenstoß führen zu einem Kontrastmittelübertritt im Bereich der Fossa ovalis [55b]. Diagnostisch entscheidend ist der beim Hustenstoß unmittelbar beobachtbare Kontrastmittelübertritt in den linken Vorhof, denn auch bei geschlossenem Foramen ovale entsteht linksatrial nach mehreren Herzzyklen durch Rezirkulation ein Kontrastnachweis [187].

Als Kontrastmittel wurden bisher Kochsalzlösung und Gelatinelösung verwandt. In mehreren Studien wurden Sensitivität und Spezifität der transthorakalen im Vergleich zur transösophagealen Kontrast-Echokardiographie zum Nachweis eines offenen Foramen ovale verglichen [67, 69, 137a]. Bei Verwendung von Kochsalz ergab sich für die transthorakale Untersuchung eine geringe Sensitivität bei guter Spezifität. Die Verwendung von Gelatinepräparationen führte zu zahlreichen artefiziellen Reflexechos, die falsch-positive Resultate nach sich zogen und für die TTE offensichtlich eine geringe Spezifität bei guter Sensitivität bieten [69].

Je nach verwendetem Kontrastmittel ergeben sich relativ viele falsch-negative bzw. falsch-positive Ergebnisse, so daß die Aussagekraft der transthorakalen Kontrast-Echokardiographie für die Diagnostik eines offenen Foramen ovale gering ist. Möglicherweise bieten industriell hergestellte neuere Kontrastmittel mit gleichmäßiger Partikelgröße artefaktärmere Abbildungen von transthorakal. Derzeit erfordert jedoch der sichere Nachweis oder Ausschluß eines offenen Foramen ovale eine transösophageale Kontrastechokardiographie, bei der dann zusätzlich eine differenzierte Emboliequellendiagnostik durchgeführt werden kann.

*Sonstige Septumveränderungen*

Bisweilen beobachtet man im Bereich der Fossa ovalis aneurysmatische Erweiterungen, sog. Vorhofseptumaneurysmen [151], die wahrscheinlich durch einen verzögerten Verschluß eines Vorhofseptumdefektes entstanden sind.

Lipomatöse Hypertrophien des atrialen Septums [98] treten besonders bei pulmonalen Grunderkrankungen auf und lassen sich mittels TEE von Raumforderungen anderer Genese differenzieren.

## Links- und rechtsatriales Cavum

Transösophageale M-mode-Messungen der atrialen Diameter korrelieren eng mit der Vorhofdynamik [117] und der angiographischen Volumenbestimmung der Vorhöfe [175]. Eine TEE während einer Reanimation zeigte, daß durch die initiale Kompression der Vorhöfe die hämodynamische Effizienz der Maßnahmen entscheidend beeinflußt wird [177]. Die Diametermessung der Atrien sollte analog zum parasternalen Längsschnitt orthogonal zum Verlauf des ventrikulären bzw. atrialen Septums erfolgen.

Embryonal entstehen im Bereich des rechten oder linken Vorhofes Membranen (Abb. 35), die zur Entstehung eines sogenannten Cor triatriatum sinister bzw. bei Vorliegen der Membranen im rechten Vorhof eines Cor triatria-

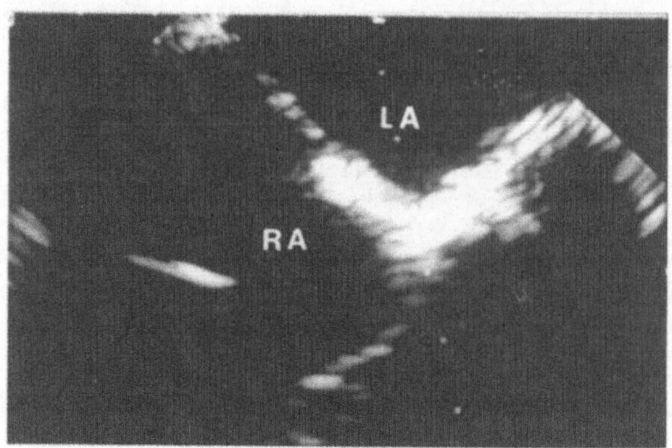


**Abb. 35.** Membran im rechten Vorhof

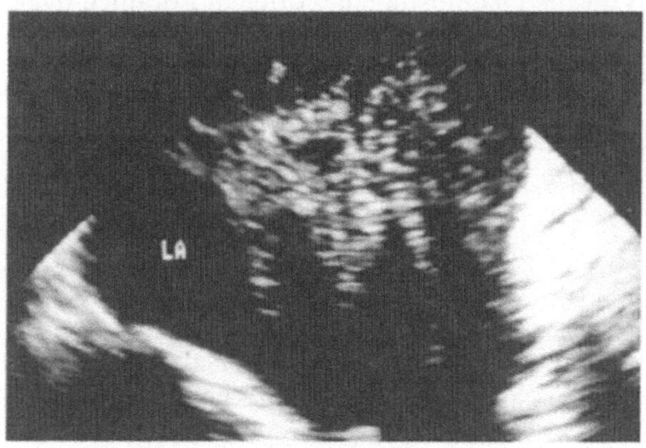


**Abb. 36.** Spontanechokontrast im linken Vorhof

tum dexter führen können. Mittels TEE kann die hämodynamische Relevanz dieser Strukturen evaluiert werden [54, 146]. Die Diagnostik echogener Massen im Vorhofbereich ist von transösophageal besser als von transthorakal möglich [63, 96, 163]. Es zeigen sich größere Thromben insbesondere bei Mitralklappenstenosen (Abb. 37) oder auch Feinstrukturen von Vorhofmyxomen (Abb. 38). Frühzeichen für ein erhöhtes Risiko einer Thrombenentstehung [36] sind sogenannte Spontanechos (*Sludge*) (Abb. 36). Pathophysiologisch wird den Spontanechos eine Erythrozytenaggregation (Geldrollenbildung) zugrunde gelegt. Auch im falschen Lumen von Aortendissektionen und in Herzwandaneurysmen werden gelegentlich Spontanechos beobachtet.

▷ Der transösophageale Nachweis von Spontanechos ist somit hilfreich für die Entscheidung zur Antikoagulation u. a. bei Vitien und Herzklappenprothesen [37].

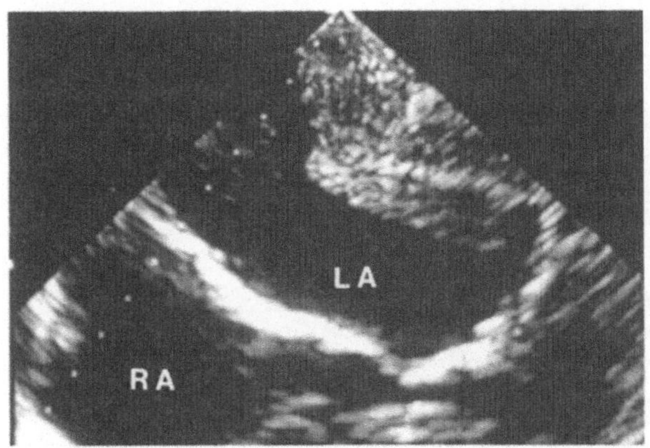


**Abb. 37.** Großer Thrombus im linken Vorhof

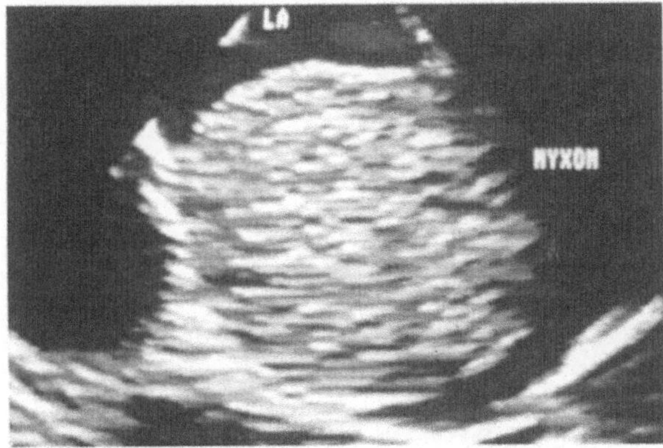


**Abb. 38.** Myxom im linken Vorhof

## Vorhofohren

Die Vorhofohren sind bevorzugter Entstehungsort für Thromben. Da von transthorakal die Darstellung dieser Strukturen nicht immer möglich ist, kann auf diesem Wege zwar manchmal ein positiver Thrombennachweis erfolgen, einen sicheren Ausschluß von Thromben kann jedoch nur die TEE liefern [3, 4, 63]. Bei der Frage nach intrakardialen Thromben muß deshalb an ein unauffälliges transthorakales Echokardiogramm (TTE) eine transösophageale Untersuchung (TEE) angeschlossen werden. Die Größe des linken Vorhofohres ist variabel und abhängig vom intraatrialen Druck. Es läßt sich in der Regel bei allen Patienten in der Transversal- und Sagittalebene (Abb. 39) darstellen, außer wenn bei einer vorangegangenen Herzoperation eine entsprechende Resektion erfolgt ist. Das linke Vorhofohr befindet sich in unmittelbarer Nachbarschaft der Lungenvenen. Die Unterscheidung beider Strukturen kann

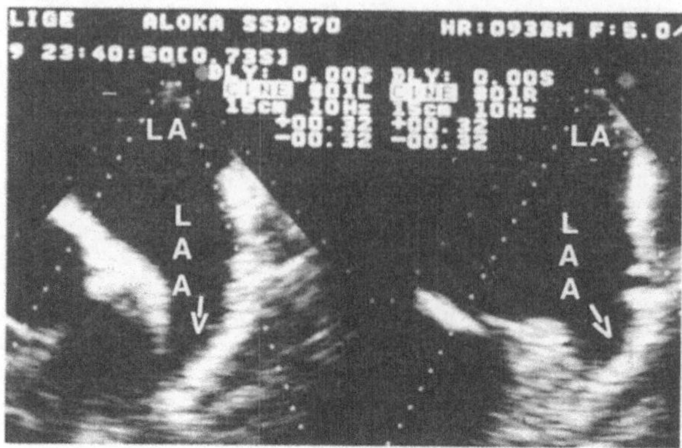


**Abb. 39.** Linkes Vorhofohr (*Pfeile*); *links* Transversalschnitt, *rechts* Sagittalschnitt

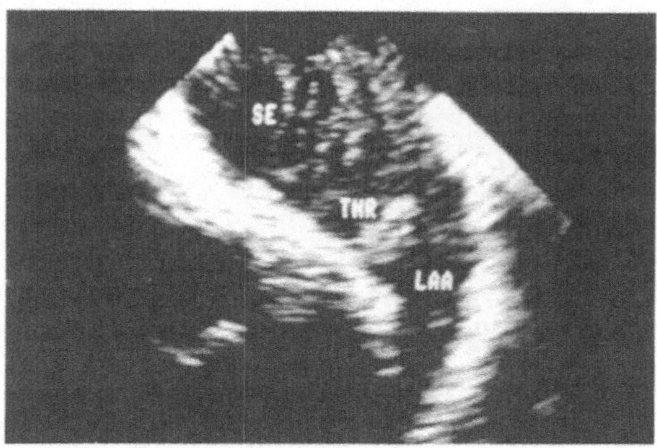


**Abb. 40.** Spontanechos (*SE*) und Thrombus (*THR*) im linken Vorhofohr

im Zweifelsfall durch die farbkodierte Flußanalyse erfolgen. Beim Sagittalschnitt durch das rechte Atrium wird das rechte Vorhofohr analysierbar (s. Abb. 23 und 83).

Der Nachweis von atrialen Thromben ist in der Regel Anlaß zur Antikoagulation. Bei dem in Abb. 41 dargestellten flottierenden Thrombus im linken Vorhofohr war bei erhöhtem Operationsrisiko des Patienten und gleichzeitig auftretenden rezidivierenden arteriellen Embolien die Indikation zu einer Lysetherapie mit Streptokinase gegeben. Analog zur üblichen Dosierung beim frischen Myokardinfarkt erhielt der 63jährige Patient 1,5 Mio. IE Streptokinase über 1 h nach vorangegangener intravenöser Gabe von 250 mg Prednisolon. Nach 1 Stunde war der Thrombus weitgehend aufgelöst (Abb. 41 b). Nach anschließender erneuter Gabe von 1,5 Mio. IE Streptokinase war am folgenden Tag das Vorhofohr thrombenfrei ohne klinische Hinweise auf zwischenzeitlich abgelaufene systemische Embolien [75].

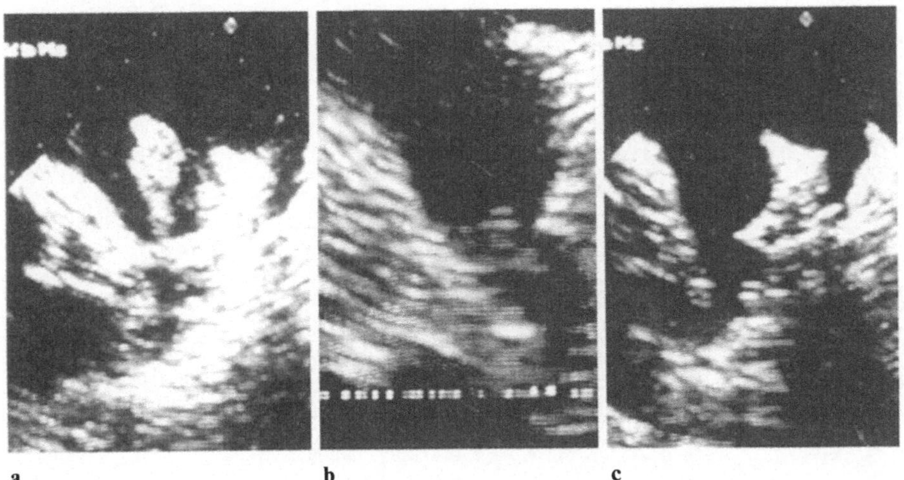

a b c

**Abb. 41 a–c.** Flottierender Thrombus im linken Vorhofohr. **a** Ausgangsbefund, **b** Befund 1 h nach Lyse mit 1,5 Mio. IE Streptokinase, **c** Befund am folgenden Tage

## Koronararterien und Sinus coronarius

Das linke Vorhofohr dient als Leitstruktur zum Aufsuchen des Hauptstammes der linken Koronararterie, der sich in der Regel immer darstellt [136]. In der Transversalebene ergibt sich der Längsverlauf mit Abbildung der Bifurkation (s. Abb. 15 u. Abb. 42). In der Sagittalebene finden sich zirkuläre Querschnitte des Hauptstammes. Analog erscheint auch der proximale Anteil der rechten Koronararterie. Je höher die Transducerfrequenz ist, desto genauer stellt sich die Morphologie der Koronarwände dar [2, 141]. Auch eine Flußquantifizierung mittels PW-Doppler-Technik oder farbkodierter Flußanalyse wurde in Nativ- und in Bypassgefäßen beschrieben [52, 190, 196]. Da die Kranzgefäße

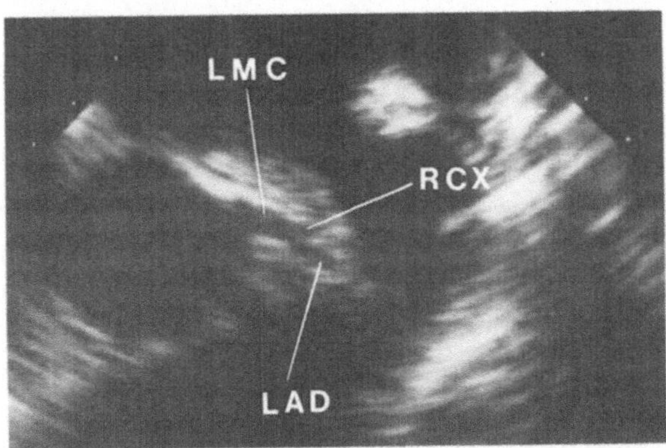


**Abb. 42.** Hauptstamm (*LMC*) der linken Koronararterie mit Bifurkation (*LAD, RCX*)

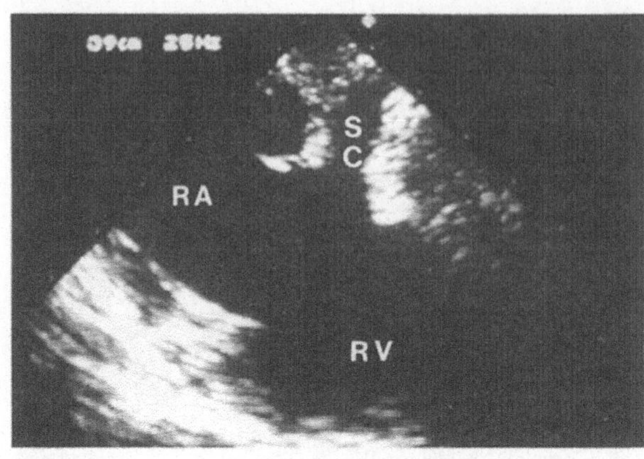


**Abb. 43.** Transversalschnitt: Einmündung des Sinus coronarius in den rechten Vorhof

nicht in einer Ebene verlaufen und sich das Herz ständig durch die Bildebene bewegt, scheint eine suffiziente Diagnostik der koronaren Herzkrankheit von transösophageal derzeit jedoch nicht möglich, obschon signifikante Hauptstammstenosen mittels biplaner Untersuchungstechnik sowohl morphologisch als auch dopplersonographisch mit hoher Sensitivität bezogen auf die Koronarangiographie nachweisbar sind [165, 193]. Zusätzlich zur angiographischen Analyse [183] von Koronaranomalien und Koronarfisteln kann die TEE ergänzende Informationen ermöglichen.

Bei einer Fistel zwischen rechter Kranzarterie und rechtem Vorhof zeigte sich eine zusätzliche, intraoperativ bestätigte Kommunikation mit dem Sinus coronarius nur in der TEE [13].

Der Sinus coronarius kann in der Transversalebene (s. Abb. 19; Abb. 43) analysiert werden, so daß Aneurysmen des Sinus coronarius in dieser Projektion untersucht werden können. Inwieweit sich aus der Doppler-Flußmessung im Koronarsinus mittels TEE die *Koronarreserve* bestimmen läßt, bleibt abzuwarten.

## Ventilebene

### Mitralposition

#### *Mitralklappe*

Da die Mitralklappe nur wenige Zentimeter vom Ösophagus entfernt ist und außerdem der Mitralfluß in Richtung der Transducerachse verläuft, resultiert durch die TEE eine *morphologische* und *hämodynamische* Feinanalyse der Mitralklappenregion. Das anteriore Mitralsegel entspringt aus dem Septum, das posteriore Segel ist der freien Ventrikelwand zugeordnet. Die Differenzierung degenerativer Veränderungen gegenüber endokarditischen Vegetationen

44 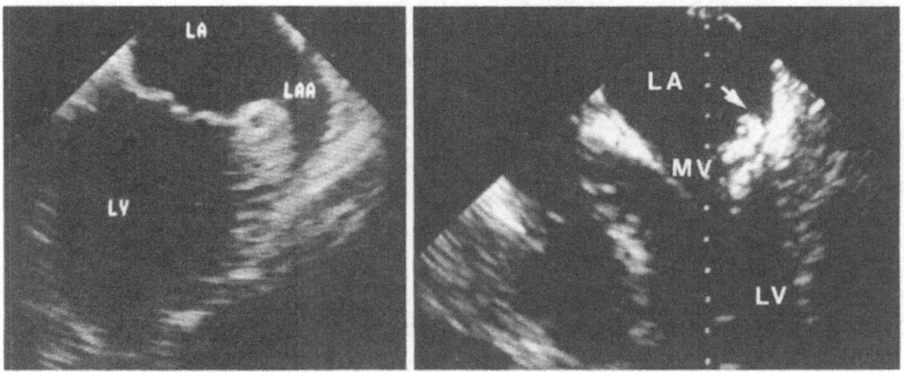 45


**Abb. 44.** Sagittalschnitt: Mitralklappe und linkes Vorhofohr im Zweikammerblick
**Abb. 45.** Transversalschnitt: endokarditische Vegetation am hinteren Mitralsegel (*Pfeil*)

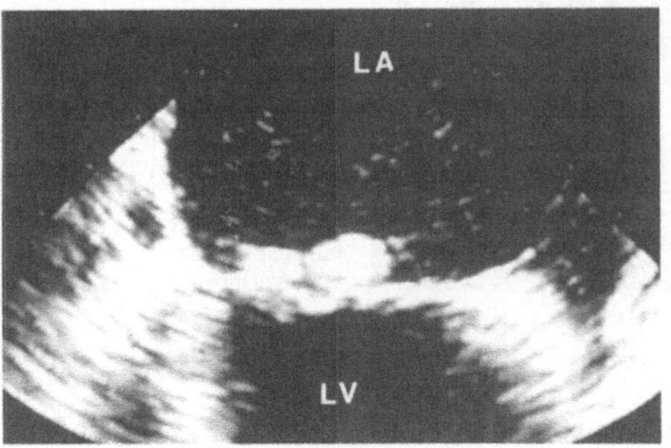


**Abb. 46.** Sagittalschnitt: endokarditische Vegetationen an beiden Mitralsegeln

ist nicht immer von transthorakal möglich. Durch das verbesserte Auflösungsvermögen ergibt sich mittels TEE die Möglichkeit einer „Lupenbetrachtung" der Mitralsegel (Abb. 45, 46). Bei der morphologischen Diagnostik können Mitralstenosen erfaßt und zusätzliche Informationen über den Zustand der Klappe gewonnen werden, die die Entscheidung zu einem klappenrekonstruktiven Operationsvorgehen vorbereiten. Durch die verminderte Flußgeschwindigkeit im Atrium entstehen bei Mitralklappenstenosen – manchmal auch trotz adäquater Antikoagulation – Thromben [3, 4, 63] im Vorhofbereich, die wie ihre Vorstufe, die sog. Spontanechos, mittels TEE zuverlässig erfaßt werden können. Der Vorgang einer Valvuloplastie kann direkt verfolgt werden; gleichzeitig gelingt der Ausschluß von Vorhofthromben, die eine Kontraindikation für die Klappendilatation bedeuten [14]. Die morphologische Diagnostik des Mitralklappenprolapses wird durch die TEE – insbesondere bei biplaner Diagnostik – gegenüber dem transthorakalen Vorgehen durch neue Schnittebenen ergänzt (Abb. 44 u. Abb. 47).

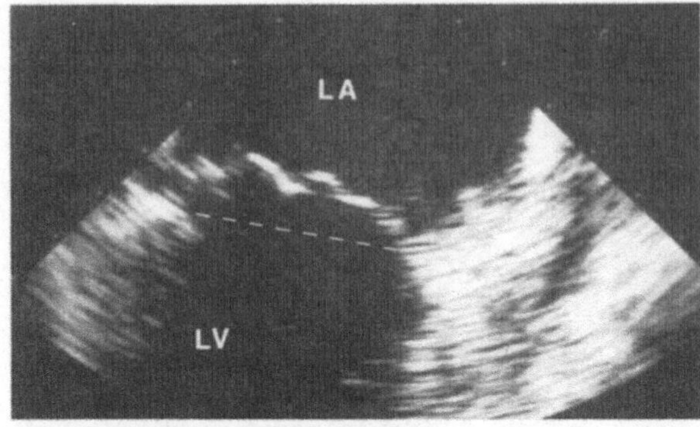


**Abb. 47.** Sagittalschnitt: systolischer Mitralklappenprolaps beider Mitralklappensegel über die Klappenringlinie (*unterbrochene Linie*) hinaus in den linken Vorhof

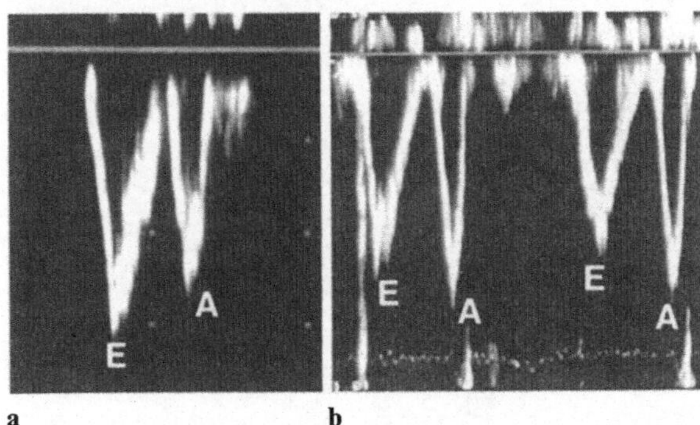


**Abb. 48 a, b.** Transösophageal abgeleiteter diastolischer Mitralisfluß (PW-Doppler-Technik): **a** normales E-A-Verhältnis, **b** pathologisches E-A-Verhältnis

Bei jungen Patienten mit zerebral-ischämischen Ereignissen fand sich statistisch gehäuft ein Prolaps der Mitralklappe [195].

Da der diastolische Mitraliseinstrom für die dopplerechokardiographische Messung in idealer Weise verläuft, ergibt sich die Möglichkeit einer *transösophagealen diastolischen Funktionsdiagnostik*. Die Füllungskinetik ließ sich auch intraoperativ analysieren [126 a]. Die Ventrikelfüllung hat eine frühdiastolische passive („early") Komponente (E-Welle) sowie einen spätdiastolischen, durch die Vorhofkontraktion vermittelten, aktiven („atrial") Anteil (A-Welle). Physiologischerweise ist die Maximalgeschwindigkeit der E-Welle größer als die der A-Welle, somit ist bei jungen Erwachsenen das E/A-Verhältnis >1 (s. Abb. 48). Im Alter wird eine Abnahme des E/A-Verhältnisses beobachtet. Intraindividuell besteht allerdings ein direkter Zusammenhang des E/A-Verhältnisses mit der jeweiligen Herzfrequenz, deren Zunahme eine Abnahme der E/A-Ratio beinhaltet, entsprechend einer Zunahme des Reziprokwertes A/E. Wie wir zeigen konnten [64, 66], steigt das A/E-Verhältnis bei gesunden jungen Erwachsenen linear mit der Herzfrequenz an, so daß sich die Möglichkeit einer Frequenzkorrektur bei Verlaufskontrollen ergibt. Eine E/A-Ratio <1 kann ein Hinweis auf eine *diastolische Funktionsstörung* im Sinne einer Complianceverminderung (dV/dp) des Ventrikelmyokards bedeuten.

Das Verhältnis der Maximalgeschwindigkeiten der E- und A-Welle ist jedoch von vielen Faktoren (z. B. Alter, Frequenz, Medikation, linksventrikulärer enddiastolischer Druck (LVEDP), myokardiale Compliance, Kontraktilität der Vorhofmuskulatur, venöser Rückstrom, Mitralklappeninsuffizienz) abhängig, so daß ein verändertes E/A-Verhältnis lediglich als Hinweis auf eine mögliche diastolische Funktionsstörung aufgefaßt werden sollte [84 b, 126 b].

Mit Hilfe des CW-Dopplers (Abb. 49) können bei Mitralklappenstenosen der mittlere Druckgradient sowie nach der PHT-Methode (s. Kap. 2) die Klappenöffnungsfläche erfaßt werden. Dabei korreliert die TEE-Messung besser als die TTE-Diagnostik mit invasiven Werten [57]. Auch die HPRF-Doppler-Technik der elektronischen Transducer bietet sich zur Quantifizierung von Mitralklappenstenosen an.

Aufgrund der physikalischen Gegebenheiten hat die transösophageale farbkodierte Flußanalyse bei der Diagnostik von Mitralklappeninsuffizienzen (s. Abb. 49 u. 50) eine höhere Sensitivität als die invasive Katheterdiagnostik und die transthorakale Doppler-Technik [50, 99, 145, 188]. Da bei der TEE der Reflux auf den Transducer zu läuft, wird er in der TEE „rot" kodiert gegenüber der TTE-Darstellung in „blau". Die Quantifizierung des Schweregrades erfolgt nach den in Kap. 2 beschriebenen Gesichtspunkten.

### *Mitralklappenersatz*

Der Operationserfolg plastischer Eingriffe (Kommissurotomie, Anuloraphie) an der Mitralklappe kann intraoperativ mittels transösophagealer Technik beurteilt und so das hämodynamische Ergebnis während des Eingriffes bezüglich Stenose und Insuffizienzanteil optimiert werden [22, 134].

Für den vollständigen Klappenersatz stehen mechanische und biologische Prothesen zur Verfügung. Als Bioprothesen werden häufig Aortenklappen vom Schwein verwandt, die besonders präpariert wurden und sich in einer Haltevorrichtung (Stent) befinden (Abb. 51). Ein Vorteil dieser Prothesen ist es, daß oft eine Vollantikoagulation entfallen kann. Nachteilig ist jedoch die Neigung zur Degeneration und Kalkeinlagerungen der Klappensegel, so daß Bioprothesen gegebenenfalls nach einigen Jahren, in seltenen Fällen nach wenigen Monaten, ausgetauscht werden müssen (Abb. 52 u. 55). Das perivalvuläre Gewebe kann bei Endokarditiden von geringerer Festigkeit sein, so daß Nahtinsuffizienzen mit begleitenden paravalvulären Lecks auftreten. Die Feinbeurteilung der Morphologie (Klappensegel) und Hämodynamik von Bioprothesen und möglicher auftretender valvulärer oder paravalvulärer Regurgitationen ist mit Hilfe der TEE-Untersuchung möglich (Abb. 53, 55 und 56). Auch endokarditische Vegetationen an diesen biologischen Ersatzklappen lassen sich sensitiv nachweisen (Abb. 54).

Mechanische Prothesen haben eine theoretisch unbegrenzte Lebensdauer; hier ist jedoch eine konsequente Antikoagulation erforderlich. Bei transthorakaler apikaler Anlotung projiziert sich der Schallschatten dieser Prothesen auf den linken Vorhof. Der Nachweis und die Quantifizierung einer Regurgitation über die Klappe in die Vorhofregion wird dadurch erschwert und bisweilen

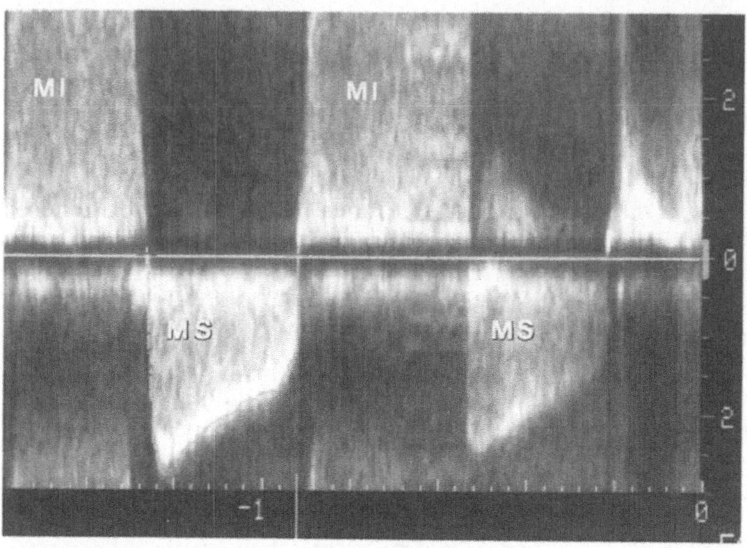


**Abb. 49.** Transösophageale CW-Doppler-Sonographie eines kombinierten Mitralvitiums (*MI* Mitralklappeninsuffizienz, *MS* Mitralklappenstenose) mit einem mittleren Druckgradienten von 17 mm Hg

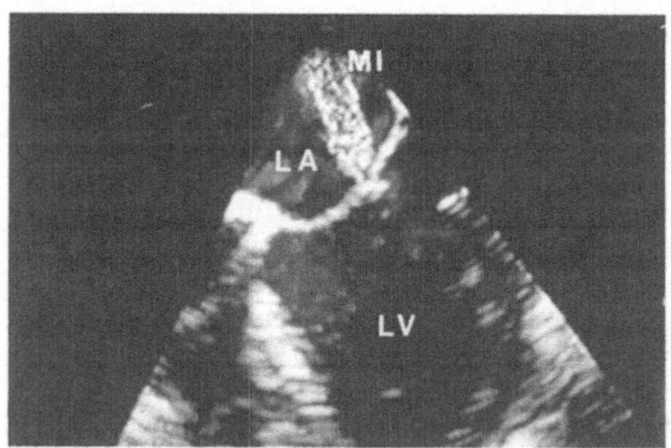


**Abb. 50.** Mittelschwere (II) Mitralklappeninsuffizienz mit Regurgitation in den linken Vorhof

unmöglich. Bei transösophagealer Anlotung projiziert sich der Schallschatten auf den linken Ventrikel. Regurgitationen in das linke Atrium können so auch bei mechanischen Prothesen artefaktfrei analysiert werden. Mechanische Prothesen besitzen bauartbedingt in der Regel eine geringe Regurgitation [143, 167], um die Klappe durch den steten Rückfluß vor Thrombosierung zu schützen (Abb. 57). Wird die Antikoagulation unvollständig, können Thromben im Bereich der mechanischen Klappe entstehen (Abb. 59), die zu einer akuten Obstruktion mit Kreislaufversagen führen oder sich klinisch in Embolien äußern können. Spontanechos können auch hier frühzeitig auf Thrombosierungsgefahr hinweisen (Abb. 58).

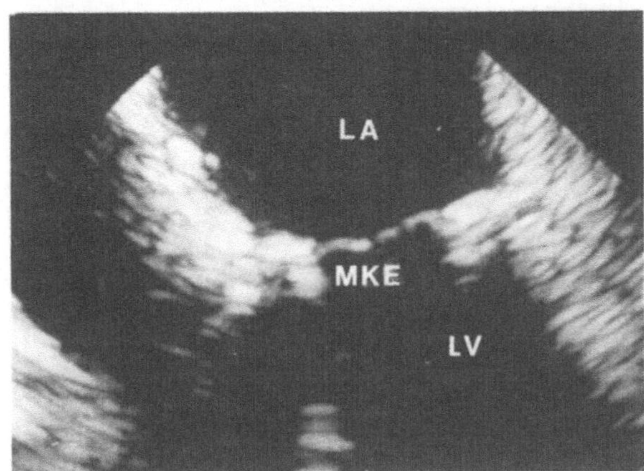


**Abb. 51.** Bioprothese in Mitralposition mit zarten Klappensegeln und echodichtem Halterahmen (Stent); *MKE* Mitralklappenersatz

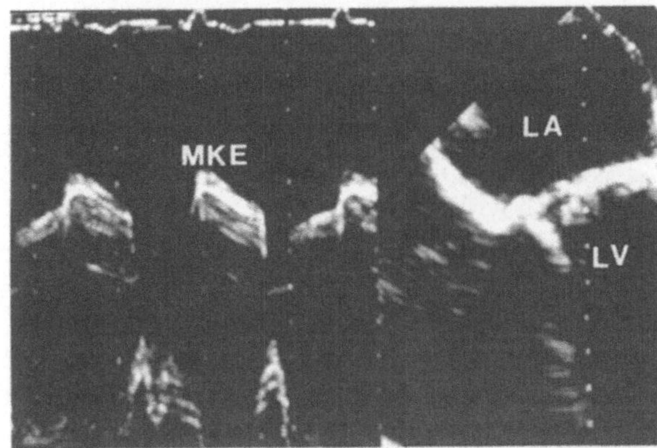


**Abb. 52.** Degenerativ veränderte Segel einer Bioprothese in Mitralposition (*links* M-mode, *rechts* B-mode)

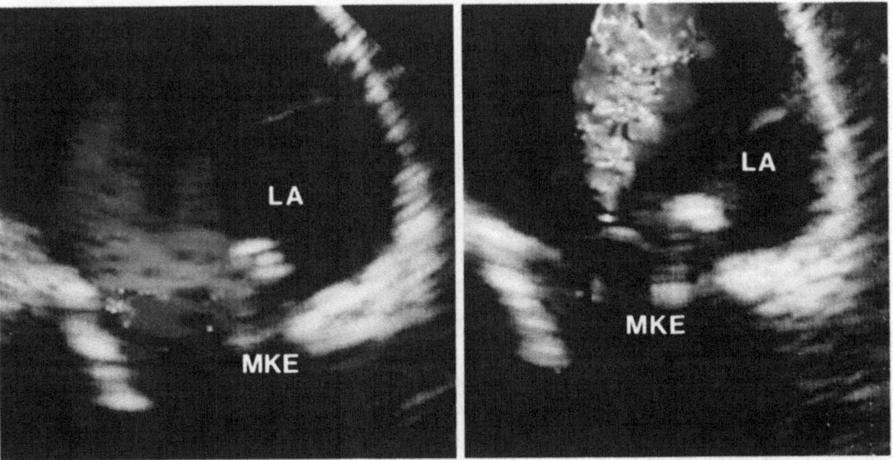


**Abb. 53 a, b.** Degenerativ veränderte Bioprothese in Mitralposition: **a** unauffälliger diastolischer Fluß mit Aliasingphänomen, **b** mittelgradiger systolischer Reflux (II)

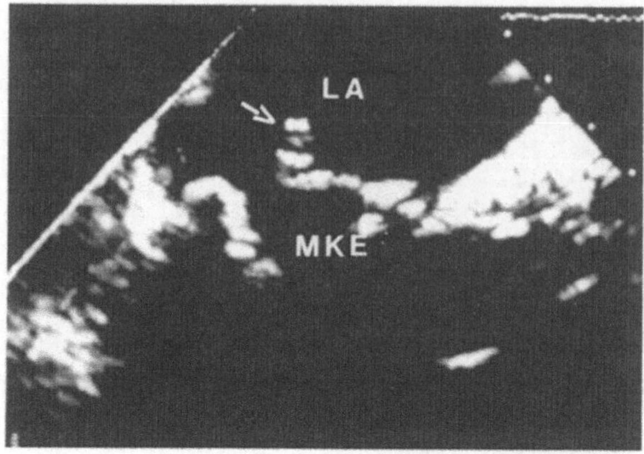


**Abb. 54.** Bioprothese in Mitralposition mit flottierender endokarditischer Vegetation (*Pfeil*)

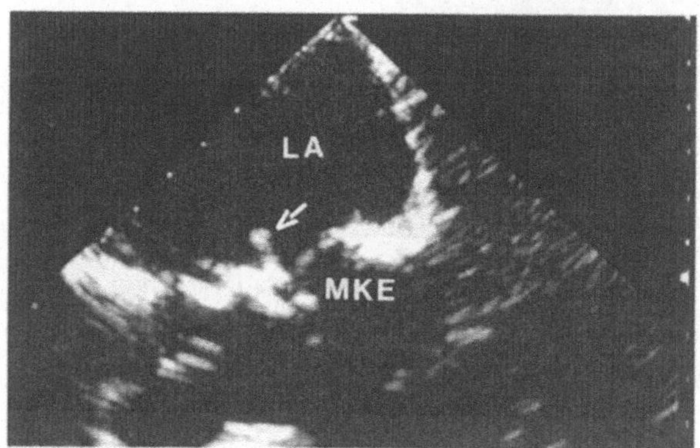


**Abb. 55.** Segelabriß (*Pfeil*) bei degenerativ veränderter Bioprothese in Mitralposition

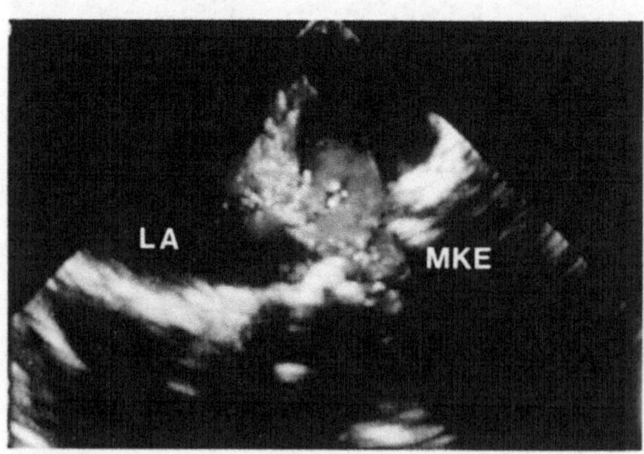


**Abb. 56.** Farbkodierte Darstellung des höhergradigen (III) Refluxes an der veränderten Bioprothese aus Abb. 55

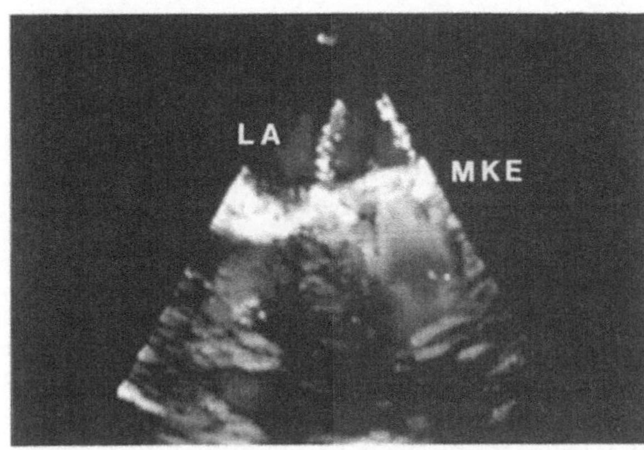


**Abb. 57.** Bauartbedingter Reflux an einer mechanischen Prothese (St. Jude) in Mitralposition

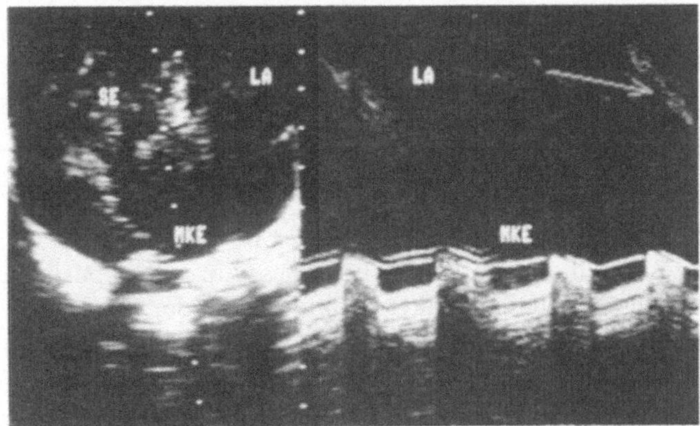


**Abb. 58.** Mechanische Prothese in Mitralposition, Spontanechos (*SE* bzw. *Pfeil*) im vergrößerten linken Vorhof (*links* B-mode, *rechts* M-mode)

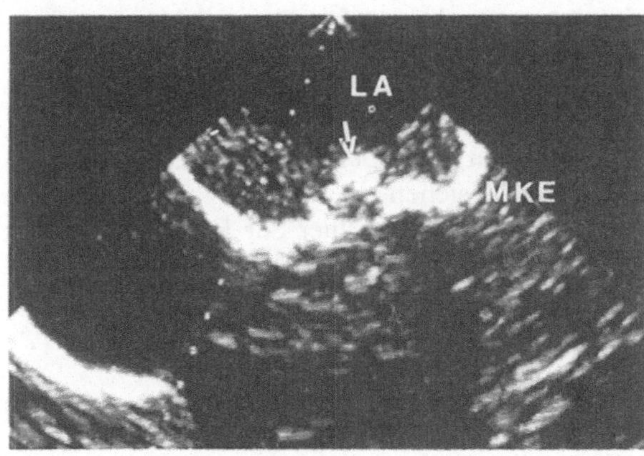


**Abb. 59.** Thrombus (*Pfeil*) in mechanischer Prothese (Björk-Shiley) in Mitralposition

## Sonstige Klappen

*Aortenposition*

Eine Feinbeurteilung der Aortenklappensegel bezüglich Degeneration und endokarditischer Veränderung bietet sich durch die TEE an (Abb. 60 und 61). Ebenso lassen sich Regurgitationen nachweisen (Abb. 62). Die Quantifizierung des Schweregrades einer Aorteninsuffizienz ist von transösophageal jedoch nur eingeschränkt möglich. Die verbliebene Klappenöffnungsfläche bei valvulären Aortenstenosen kann – durch den Vergleich mit invasiven Messungen bestätigt – zuverlässig im Transversalschnitt der Aortenwurzel (s. Abb. 13) planimetriert werden [92]. Eine transösophageale Druckgradientenbestimmung ist zwar möglich, hinsichtlich ihrer Genauigkeit aber der transthorakalen statistisch unterlegen [57].

Die morphologische Differenzierung von linksventrikulären Ausflußbahnobstruktionen (s. Abb. 67) in:

- valvulär,
- supravalvulär,
- subvalvulär:
  - membranös oder
  - muskulär

wird gegenüber der transthorakalen Diagnostik durch die verbesserte Auflösung technisch einfacher, sensitiver und präziser [124, 139, 153, 160].

Die morphologische Beurteilung von Klappenprothesen in Aortenposition ist bisweilen durch auftretende Schallartefakte behindert. Bei der Diagnostik paravalvulärer Lecks sowie endokarditischer Vegetationen der Prothesen ergeben sich jedoch zusätzliche Informationen [121, 122]. Dilatationen von Aortenklappenstenosen wurden erfolgreich mittels TEE überwacht [21].

*Trikuspidalklappe*

Indikation zur Untersuchung kann die Frage nach Trikuspidalklappenendokarditis sein, die besonders als Komplikation bei entzündlichen Darmerkrankungen, bei zentralvenösen Kathetern und auch bei Drogenabusus auftritt (Abb. 63).

Häufiger als eine Trikuspidalklappenstenose ist die Trikuspidalklappeninsuffizienz (Abb. 64). Hier liefert die TEE bei der Quantifizierung des Schweregrades u. U. zusätzliche Informationen [16]. Der Nachweis eines biphasischen Flusses in den Lebervenen gilt als Zeichen einer hämodynamisch höhergradigen Regurgitation. Intraoperativ kann auch hier der Effekt plastischer Rekonstruktionsmaßnahmen mittels TEE direkt verfolgt werden.

*Pulmonalklappe*

Bei Angulation und Kranialwärtsbewegung des Transducers in Position ① kann die Pulmonalklappe im Transversalschnitt eingestellt werden. Leichter

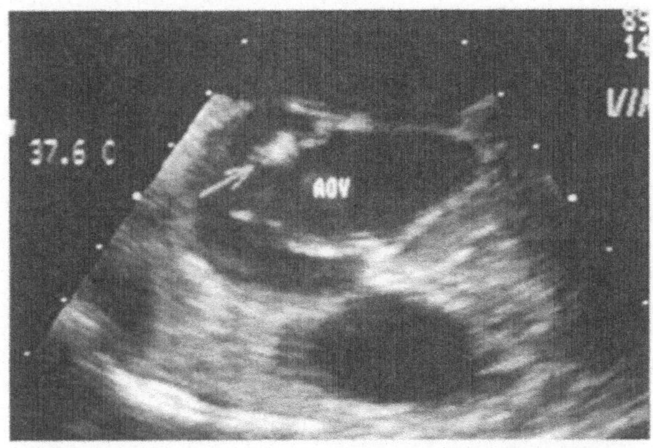


**Abb. 60.** Degenerativ veränderte Aortenklappensegel (*Pfeil*)

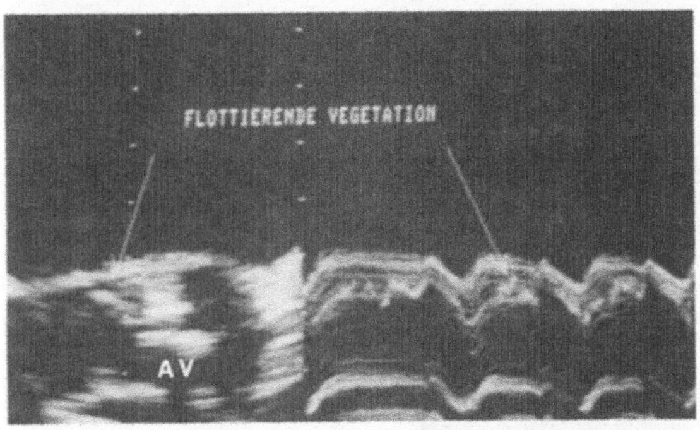


**Abb. 61.** Kalzifizierte Aortenklappenstenose mit flottierender endokarditischer Vegetation (*Pfeile*) (*links* B-mode, *rechts* M-mode)

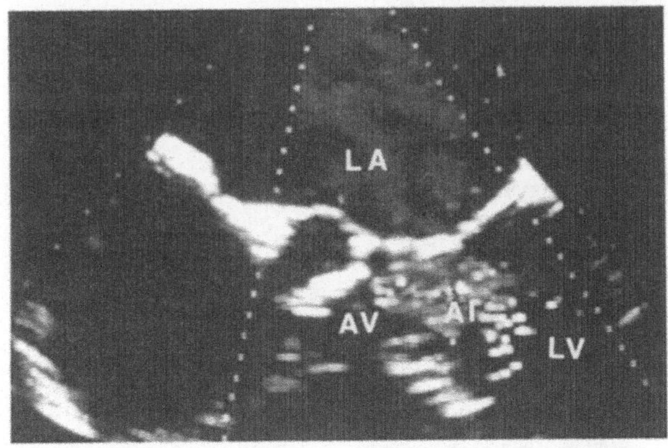


**Abb. 62.** Farbkodierte Darstellung einer mittelgradigen (II) Aortenklappeninsuffizienz (*AI*)

gelingt ihre Darstellung in biplaner Technik im Sagittalschnitt des rechtsventrikulären Ausflußtraktes (s. Abb. 65). Mögliche Indikationen sind Endokarditis, Insuffizienzquantifizierung oder Prothesenevaluierung, insbesondere bei ungünstigen transthorakalen Schallbedingungen.

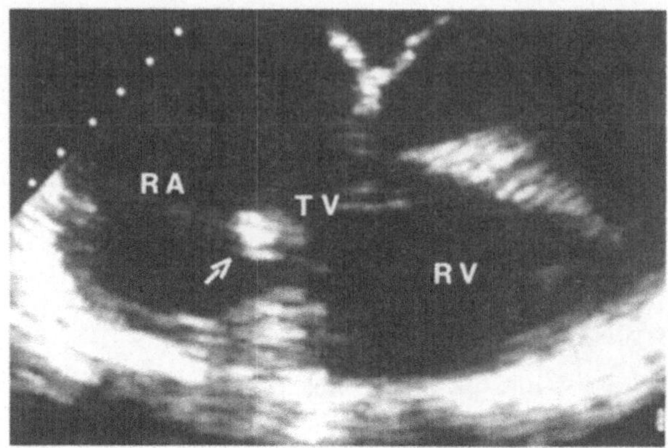


**Abb. 63.** Endokarditische Vegetation an der Trikuspidalklappe (*Pfeil*) mit dilatiertem rechtem Vorhof und rechtem Ventrikel

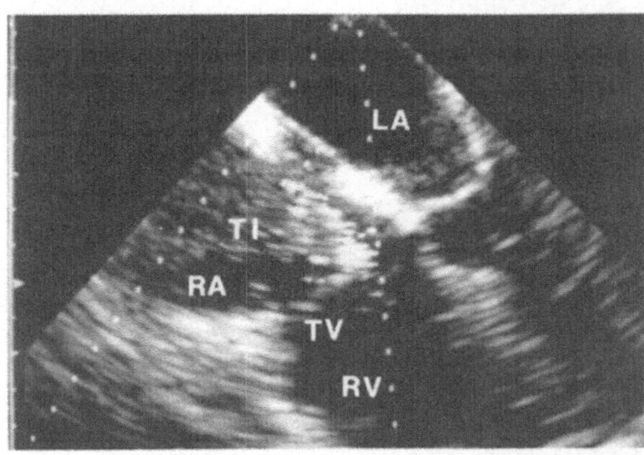


**Abb. 64.** Mittelgradige (II) Trikuspidalklappeninsuffizienz (*TI*)

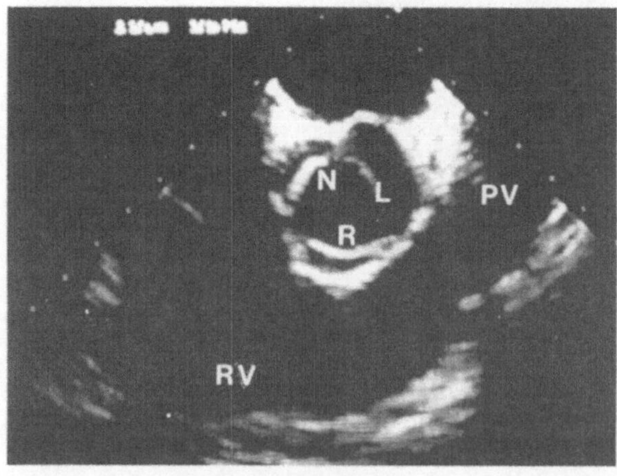


**Abb. 65.** Sagittalschnitt: rechtsventrikulärer Ausflußtrakt und Pulmonalklappe. Nomenklatur der Aortensegel (Systole): *N* akoronar, *R* rechtskoronar, *L* linkskoronar

# Ventrikelebene

## Angeborene und erworbene Malformationen

Myokarderkrankungen wie die hypertrophisch-obstruktive Kardiomyopathie (Abb. 67a) sowie kongenitale Vitien wie die Ebstein-Malformation (Abb. 66) sind von transösophageal näher analysierbar [162]. Auch eine Feinanalyse von Ventrikelseptumdefekten, insbesondere sog. atrioventrikulären Defekten (Abb. 69), ist möglich. In Abb. 68 zeigt sich ein Ventrikeldivertikel, das sich systolisch und diastolisch füllt bzw. entleert. Wie beschrieben, wird die morphologische Unterscheidung muskulärer und membranöser Ausflußbahnobstruktionen (Abb. 67b) durch die TEE erleichtert [139, 153, 160]. Erworbene Ventrikelseptumdefekte oder Papillarmuskelabrisse bei Myokardinfarkten können dargestellt werden [100]. In Abb. 70 ist in biplaner Technik ein thrombosiertes Vorderwandspitzenaneurysma dargestellt. Im allgemeinen gilt jedoch, daß Veränderungen in der Ventrikelspitze relativ weit vom Transducer entfernt und daher ungünstiger zu erfassen sind als basisnahe Ventrikelregionen.

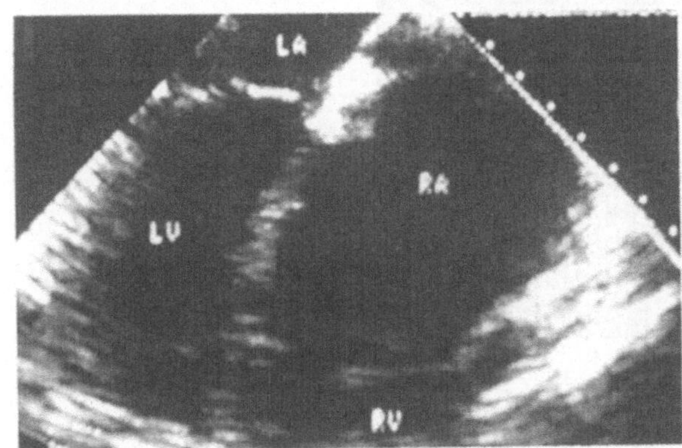


**Abb. 66.** Transversaler Vierkammerschnitt bei Ebstein-Malformation: apikale Vorverlagerung der Trikuspidalklappe mit Atrialisierung des basalen rechten Ventrikels

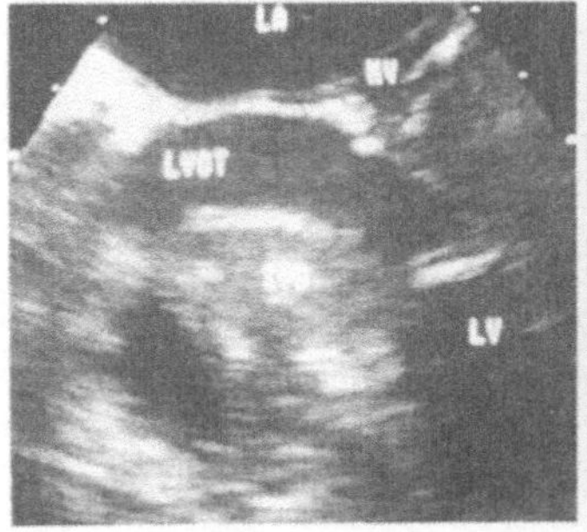


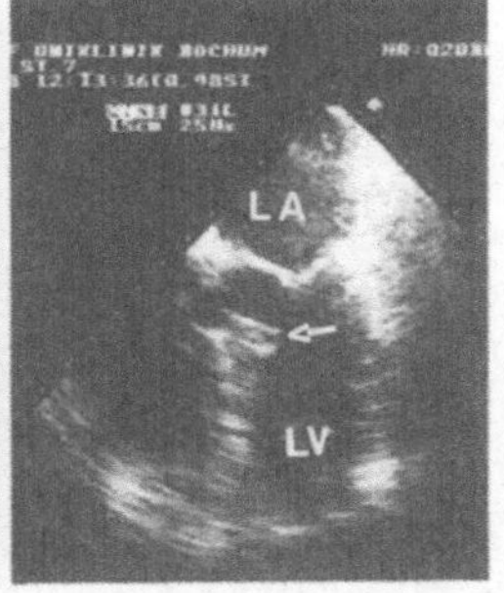


a b

**Abb. 67a, b.** Subvalvuläre Obstruktionen der linksventrikulären Ausflußbahn: **a** asymmetrische Septumhypertrophie bei hypertrophisch-obstruktiver Kardiomyopathie; **b** membranöse-subvalvuläre Aortenstenose (*Pfeil*)

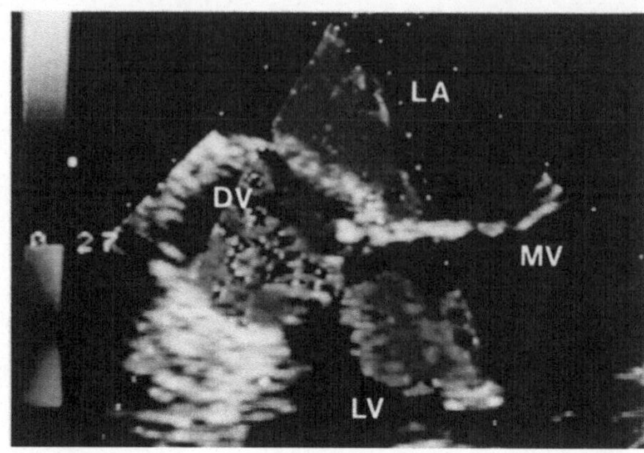


**Abb. 68.** Transversalschnitt: basales linksventrikuläres Divertikel (*DV*) mit farbkodierter Flußdarstellung

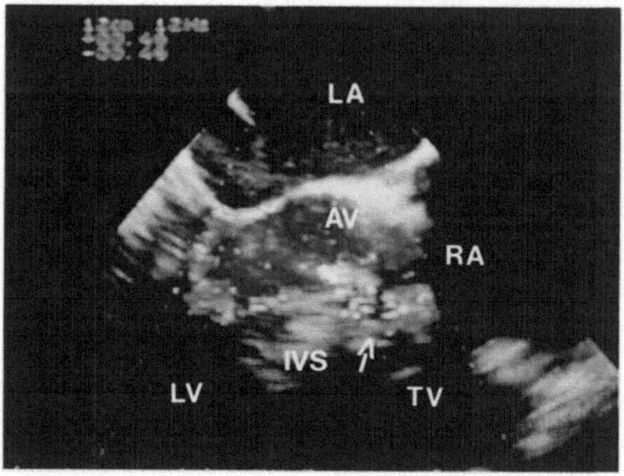


**Abb. 69.** Transversalschnitt: ventrikuloatrialer Shunt (*Pfeil*)

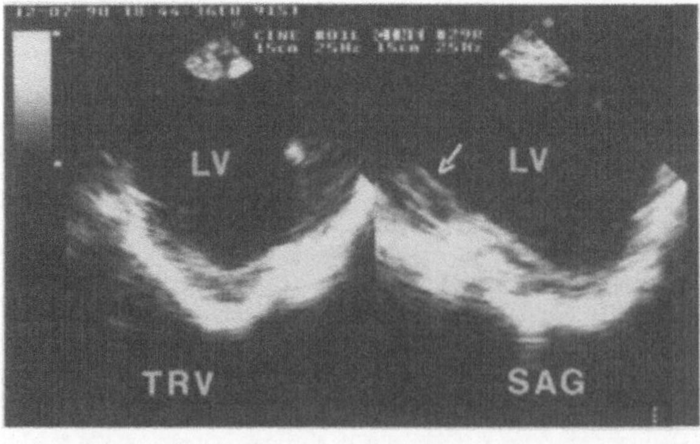


**Abb. 70.** Linksventrikuläres Vorderwandspitzenaneurysma mit parietalem Thrombenbelag (*Pfeil*). Biplane Darstellung. (*TRV* transversal, *SAG* sagittal)

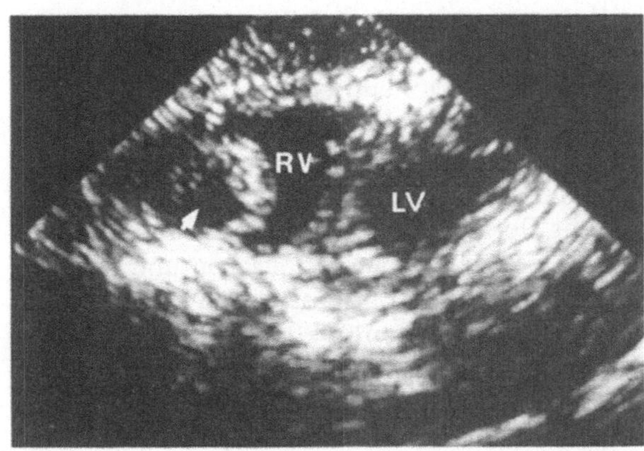


**Abb. 71.** Transgastrischer Transversalschnitt: Nachweis einer Raumforderung (*Pfeil*) im rechtsventrikulären Apex

## Echogene ventrikuläre Massen

Bei ungünstigen transthorakalen Schallbedingungen können ventrikuläre Raumforderungen thrombotischer oder metastatischer Genese von transösophageal näher analysiert werden. Transgastrische Kurzachsenschnitte ergeben dabei ein relativ günstiges Auflösungsvermögen (Abb. 71).

## Linksventrikuläre Funktionsdiagnostik

Intraoperativ ist ein Monitoring der linksventrikulären Funktion, insbesondere bei kardialen Risikopatienten, für den Anästhesisten wichtig. Auch in der Intensivmedizin ist die transthorakale Echokardiographie bei immobilen oder beatmeten Patienten limitiert. Die TEE eröffnet für das intraoperative und intensivmedizinische Monitoring eine neue Perspektive [12, 152, 173, 178, 180].

Im transgastrischen Kurzachsenschnitt lassen sich die 11 linksventrikulären Myokardsegmente in ihrem *regionalen* Kontraktionsverhalten analysieren. Normale Kontraktilität kann von Hypokinesie, Akinesie, Dilatation und Aneurysma unterschieden werden (s. Abb. 24).

Eine neuauftretende Hypokinesie oder Akinesie kann einer akuten Ischämie oder, bei längerem Bestehen, einem Infarkt in diesem Segment entsprechen. Ein antianginöser Therapieerfolg kann an wiederkehrender Kontraktilität erkannt werden. Auch nach Anlage von Bypasses sind Kontraktilitätszunahmen von Myokardsegmenten beobachtet worden [12, 53, 157].

Über Ösophaguselektroden kann nicht nur ein Elektrokardiogramm [61] abgeleitet werden, sondern auch eine Vorhofstimulation erfolgen. Bei gleichzeitigem transthorakalem Echokardiogramm traten Hypokinesien als Zeichen einer Myokardischämie auf [93]. Neuerdings wurde ein kombiniertes Verfahren aus TEE und transösophagealer Vorhofstimulation zum diagnostischen Nachweis von Koronarischämien beschrieben [108].

Ansatzweise kann die Analyse des *segmentalen Kontraktionsverhaltens* durch eine automatische Konturerkennung erfolgen [11, 31 b, 109]. Statistisch gehäuft gehen hämodynamisch wirksame LAD-Stenosen im proximalen Drittel mit Hypokinesie des Septums *und* der Vorderwand einher, distale LAD-Stenosen lediglich mit Hypokinesien der Vorderwand [46].

Die *globale* Pumpfunktion umfaßt die Quantifizierung des Herzzeitvolumens und der Ejektionskinetik. Das Herzzeitvolumen wurde mit morphologischen Methoden gemessen [10]. Der Vergleich der systolischen und diastolischen Querschnittsfläche des Ventrikels in der transgastrischen kurzen Achse zeigte eine gute Korrelation zur Ejektionsfraktion ($r = 0{,}82$). Die Korrelation zur absoluten Volumenverschiebung (Herzzeitvolumen) war weniger eng ($r = 0{,}72$) [101]. Als Normalwert für die enddiastolische LV-Querschnittsfläche im transgastrischen Kurzachsenschnitt auf Papillarmuskelmitte wird ein Wert von 6–14 $cm^2$ angegeben [10]. Dreidimensionale Volumenmessungen mit enger Korrelation zu invasiven Daten sind beschrieben worden [114]. Das Verhältnis von endsystolischem Ventrikeldurchmesser und systolischem Blutdruck wurde erfolgreich zur Abschätzung der ventrikulären Kontraktilität verwandt, die Steigerung der Kontraktilität durch Applikation positiv inotroper Medikamente ließ sich demonstrieren [86]. Aus arteriellem Blutdruck, LV-Wanddicke und LV-Radius kann die Wandspannung (wall stress) berechnet werden [10]. Über Kurzachsenschnitte wurde auch die LV-Funktion während aortaler Gegenpulsation überwacht [29].

Durch die *Doppler-Echokardiographie* ergibt sich physikalisch der Ansatz zu einer direkten Quantifizierung der linksventrikulären Ejektionskinetik. Das Doppler-Flußprofil beinhaltet Strömungsgeschwindigkeit und -dauer. In Verbindung mit dem arteriellen Blutdruck lassen sich theoretisch

- Herzzeitvolumen,
- Herzarbeit,
- Herzleistung (Kontraktilität),
- systemischer Widerstand

über die Doppler-Echokardiographie bestimmen. Wenn die Diametermessung des Klappenringes durch eine vorangegangene einzelne invasive HZV-Bestimmung validiert wurde, ergibt sich durch das vorgenannte Verfahren der Ansatz zu einem präzisen Langzeitmonitoring der Ventrikelfunktion, sei es zur pharmakologischen, intraoperativen oder intensivmedizinischen Verlaufsbeobachtung. Erste Studien hierzu zeigen ermutigende Ergebnisse [65, 73, 110, 142].

## Zentrale Gefäße

### Aorta thoracica

Die thorakale Aorta kann von transthorakal nur eingeschränkt beurteilt werden. Lediglich der Aortenbogen mit den Abgängen der Hals- und Armgefäße läßt sich meistens befriedigend untersuchen. Für die Analyse der Aorta ascendens (Abb. 72) und Aorta descendens (Abb. 73) bietet sich die TEE, insbeson-

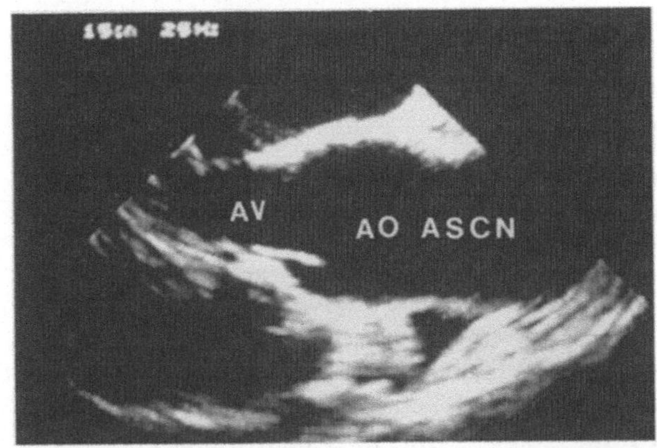


**Abb. 72.** Sagittalschnitt: Aorta ascendens

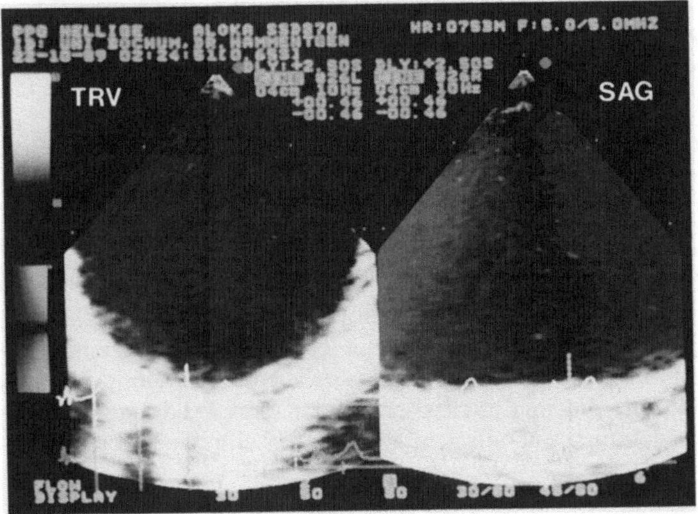


**Abb. 73.** Farbkodierte Flußdarstellung in der Aorta descendens (*links* Transversalschnitt, *rechts* Sagittalschnitt)

dere bei biplaner Untersuchungstechnik an [32, 94, 166]. Der Aortenbogen ist allerdings nicht vollständig – wegen des benachbarten Bronchialsystems – vom Ösophagus aus einsehbar. Daher sollte stets eine *kombinierte* transösophageale und transthorakale Beurteilung der Aorta thoracica erfolgen [8, 119, 120, 170, 171]. Die farbkodierte Flußanalyse zeigt im Bereich der Aorta descendens in der sagittalen Ebene, entsprechend der Richtung des Blutflusses, bezogen auf den Transducer, eine rote (Zufluß) bzw. blaue (Abfluß) Kodierung (Abb. 73). Die biplane Untersuchungstechnik erlaubt in der Sagittalebene eine Analyse nahezu der gesamten Aorta ascendens vom Klappenniveau an. Die Aorta descendens kann in der Sagittalebene im Längsverlauf betrachtet werden. Ausdehnung und Flußprofile pathologischer Veränderungen lassen sich auf diese Weise erkennen. In der Region des Aortenbogens stellen sich in der Sagittalebene teilweise die Abgänge der supraaortalen Äste dar [171]. Mit zunehmendem Alter lassen sich Wandverdichtungen und arteriosklerotische Plaques (Abb. 74) nachweisen.

▷ Wandveränderungen sind die häufigste Ursache von Dilatationen der Aorta. Die *generalisierte* Erweiterung des Gefäßes wird als *Ektasie* bezeichnet. *Lokale* Erweiterungen bezeichnet man als *Aneurysma.*

Aneurysmen werden je nach Beteiligung der Wandschichten in 3 Gruppen eingeteilt. Wenn *alle* Wandschichten beteiligt sind, handelt es sich um echte (*verum*) Aneurysmen. *Bei partieller* Wandbeteiligung entstehen *sackförmige* [164], bei zirkulärer Wandveränderung entstehen spindelförmige Aneurysmen. Wenn ein *Intimaeinriß* auftritt und sich das Blut zwischen Intima und Media ein neues „falsches" Lumen schafft, handelt es sich um ein *Aneurysma dissecans*. Rupturiert die *gesamte* Gefäßwand und das bedeckende Gewebe komprimiert das Hämatom, entsteht ein sog. falsches Aneurysma: *Aneurysma spurium* (Abb. 75 *oben*). Nach de Bakey [24] werden dissezierende Aneurysmen der Aorta in 3 Typen eingeteilt (Abb. 75 *unten*):

Typ 1: Dissektion an der Aorta ascendens mit Ausbreitung auf die Aorta descendens,
Typ 2: Dissektion an der Aorta ascendens ohne Beteiligung des Aortenbogens,
Typ 3: Dissektion im Bereich der Aorta descendens.

Die Kombination der suprasternalen transthorakalen und der (möglichst) biplanen transösophagealen Echokardiographie erlaubt die Differentialdiagnostik der obengenannten Aneurysmaformen sowie eine Erfassung von Intimaeinrissen (Dissektion), die die Eintritts- und Austrittspforte darstellen. Ferner können die Ausdehnung der falschen Lumina einschließlich der farbko-

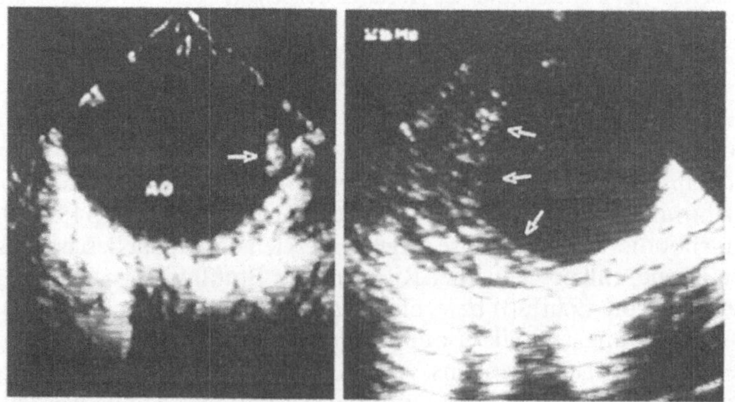


**Abb. 74 a, b.** Aorta descendens: **a** mit Plaquebildung, **b** teilthrombosiertes Aneurysma (*Pfeile*)

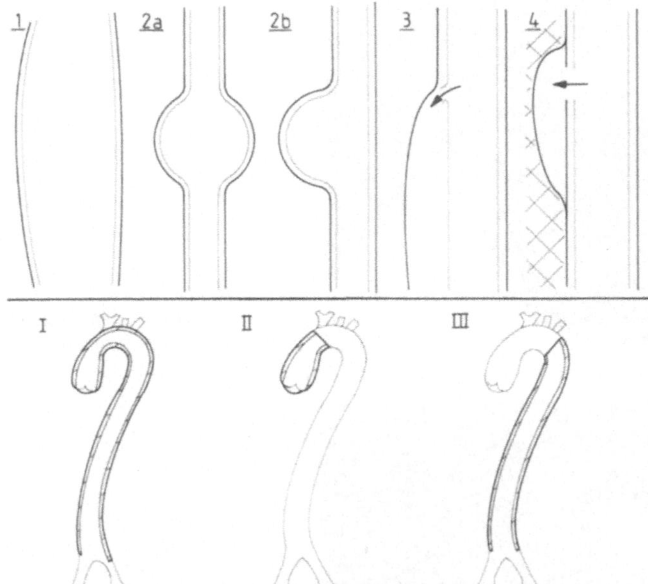


**Abb. 75.** *Oben:* Definition Aneurysmen. *1* Ektasie, *2* Aneurysma verum (*2a* spindelförmig, *2b* sackförmig), *3* Aneurysma dissecans, *4* Aneurysma spurium. *Unten:* de Bakey-Einteilung (I–III) der dissezierenden Aortenaneurysmen

dierten Erfassung von Flußphänomenen [171] in Aneurysmen verfolgt und partielle Thrombosierungen oder Spontanechos [159a] detektiert werden. Die TEE-Diagnostik ist auf der Intensivstation eine rasche diagnostische Hilfe, deren Sensitivität die des Computertomogramms übertrifft [6, 41, 83, 172]. Da es bei der Untersuchung jedoch zu Blutdruckanstiegen kommen kann, ist eine engmaschige entsprechende Überwachung während der TEE von Aneurysmen erforderlich. Zusätzliche Informationen ergibt auch die intraoperative TEE-Überwachung bei der Aneurysmenrevision [106] (Abb. 76–82).

## Herznahe Venen und Pulmonalarterie

In biplaner Technik stellen sich obere und untere Hohlvene dar (Abb. 83). Der kardiale Einstrom von intravenös appliziertem Kontrastmittel kann beobachtet und zur Diagnostik einer fehleinmündenden oberen Hohlvene verwandt werden. In den Lungenvenen zeigt sich ein typischer triphasischer Fluß (Abb. 84).

Bei Lungenembolien ließen sich im Hauptstamm der Pulmonalarterie reitende Thromben nachweisen, die mit einer sofortigen Trendelenburg-Operation erfolgreich behandelt werden konnten [127].

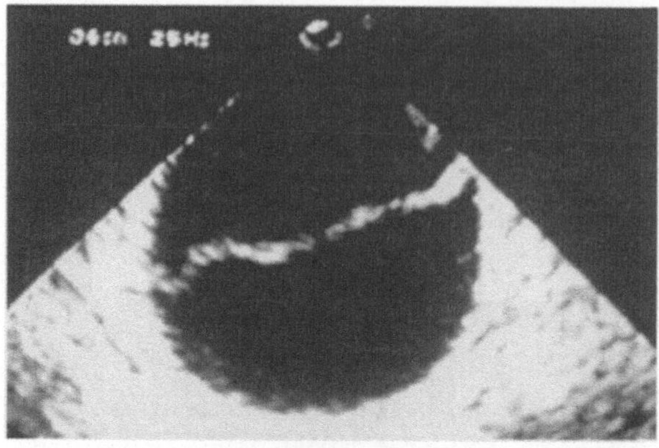

**Abb. 76.** Transversalschnitt: Dissektionsmembran in der Aorta descendens

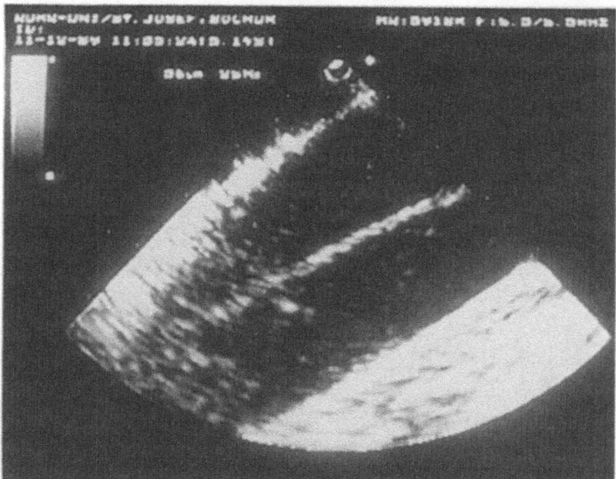

**Abb. 77.** Sagittalschnitt zu Abb. 76

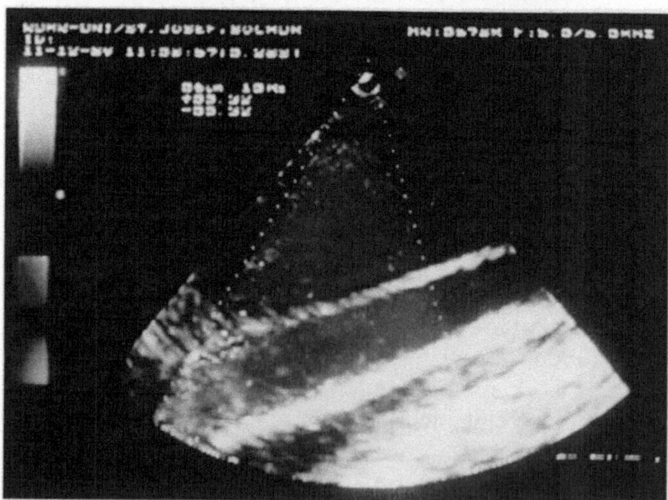

**Abb. 78.** Sagittalschnitt: Farbkodierte Flußanalyse in einem dissezierenden Aneurysma im Bereich der Aorta descendens

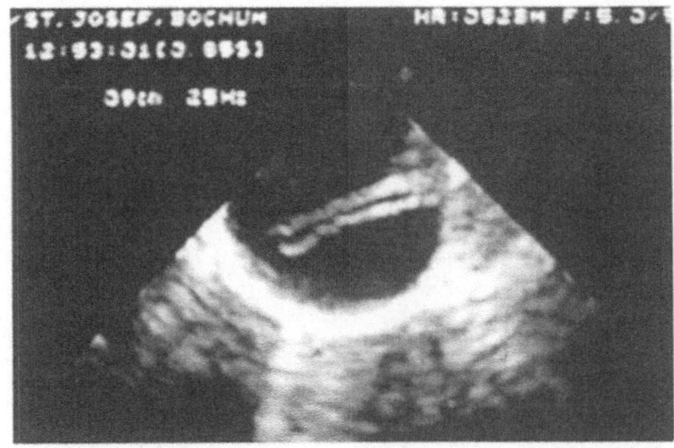


**Abb. 79.** Transversalschnitt: Dissezierendes Aneurysma (de Bakey, Typ I): nahezu vollständige Intimaablösung im Bereich der proximalen Aorta descendens

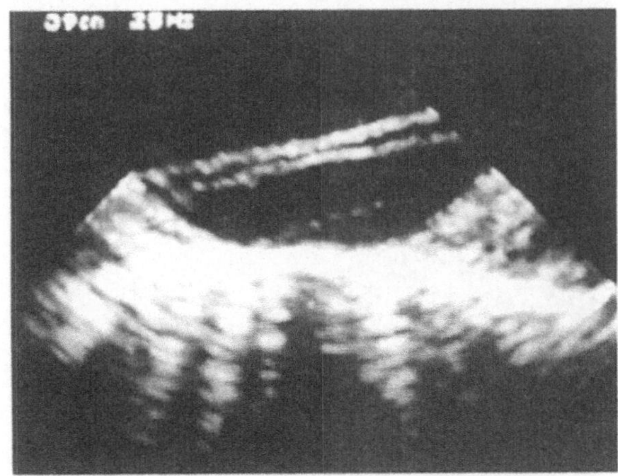

**Abb. 80.** Sagittalschnitt zu Abb. 79: dissezierendes Aneurysma (de Bakey, Typ I): nahezu vollständige Intimaablösung im Bereich der proximalen Aorta descendens

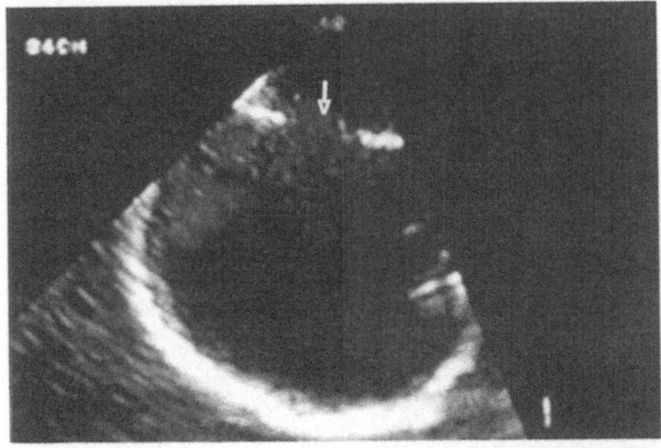

**Abb. 81.** Transversalschnitt: dissezierendes Aneurysma der Aorta ascendens mit Intimaeinriß (*Pfeil*)

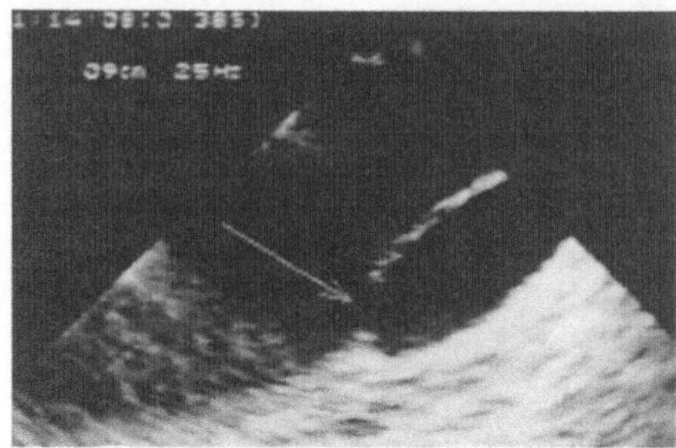

**Abb. 82.** Sagittalschnitt: dissezierendes Aneurysma der Aorta descendens mit Intimaeinriß (*Pfeil*)

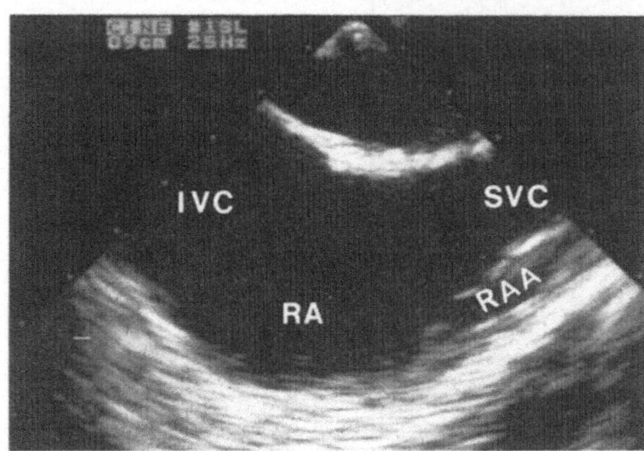


**Abb. 83.** Sagittalschnitt: V. cava superior und inferior, rechter Vorhof mit rechtem Herzohr

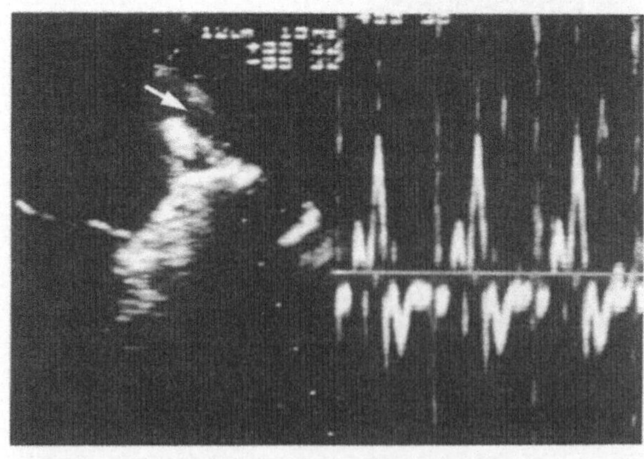

**Abb. 84.** Flußprofil in Lungenvenen (*Pfeil*): *links* B-mode, *rechts* PW-mode

# Extrakardiale Strukturen

Nicht nur Herz und große Gefäße, sondern auch das paraösophageale Mediastinum lassen sich von der Speiseröhre aus sonographisch untersuchen.

## Perikardveränderungen

Perikardzysten und -tumoren sowie thrombotische Massen im Herzbeutel (Abb. 85) lassen sich darstellen. Dabei zeigte sich die TEE für den Nachweis parakardialer Raumforderungen sensitiver und spezifischer als die transthorakale Diagnostik [125].

Nach einer Herzoperation zeigte sich ein erniedrigtes Herzzeitvolumen mit Zeichen der diastolischen Füllungsbehinderung wie bei konstriktiver Perikarditis. Die TEE konnte eine Tamponade durch einen vor dem rechten Ventrikel gelegenen Thrombus nachweisen [5].

## Mediastinale Raumforderungen

Mit Hilfe der biplanen Untersuchungstechnik können mediastinale Raumforderungen dreidimensional analysiert werden (Abb. 86). Im Rahmen eines Tumorstagings eignet sich die TEE zum Nachweis mediastinaler Lymphome bei malignen Grunderkrankungen [112]. Ausdehnung, Infiltration, Kompressions- und hämodynamische Folgen von Raumforderungen [33, 39] können dreidimensional mittels biplaner Methode vermessen werden. Bei der in Abb. 87 dargestellten Koronarangiographie fand sich eine *Koranaranomalie* mit Abgang eines kräftigen Kollateralgefäßes aus der rechten Kranzarterie, das eine parakardiale Struktur mit einem Plexus aus pathologischen Gefäßen, ähnlich Phlebektasien [60], versorgte. Bei unauffälligen Befunden im Computer- und Kernspintomogramm zeigte sich bei der transösophagealen biplanen Diagno-

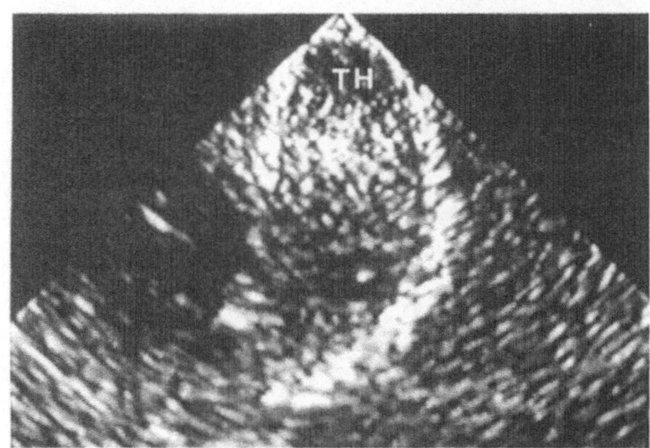


**Abb. 85.** Thrombenmassen (*TH*) im Perikardbeutel

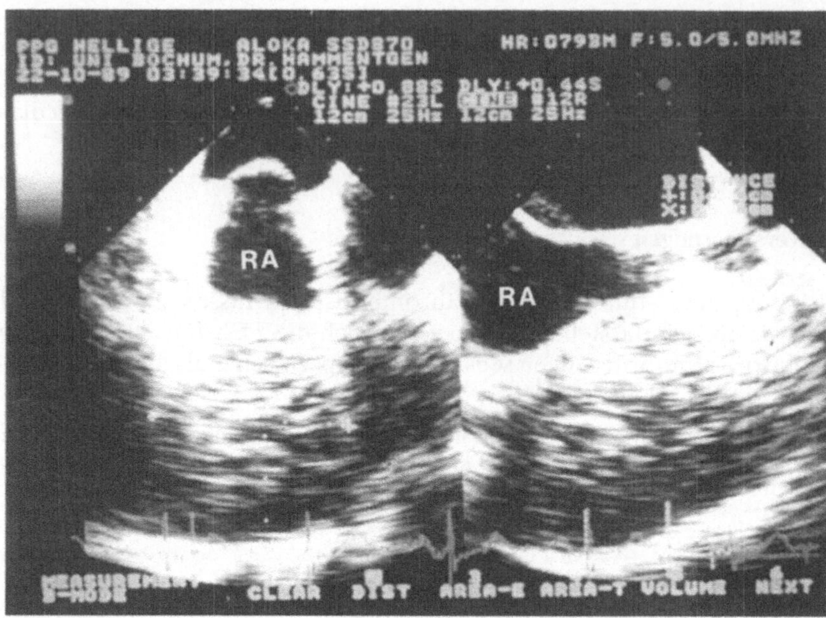


**Abb. 86.** Mediastinale Raumforderung, an den rechten Vorhof angrenzend (*links:* Transversalschnitt, *rechts:* Sagittalschnitt)

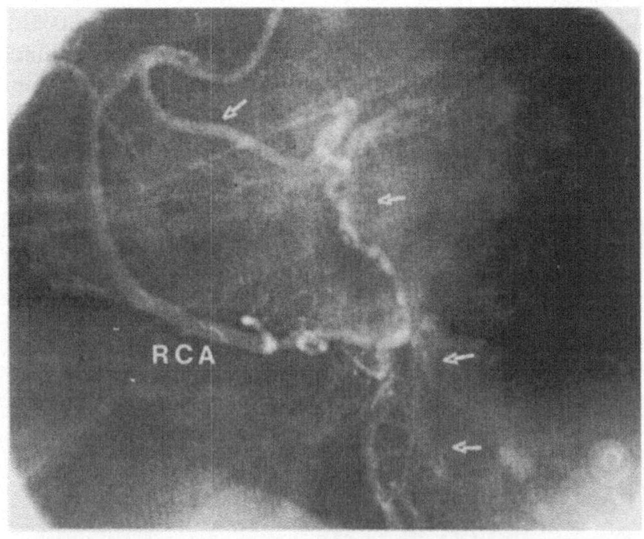


**Abb. 87.** Koronaranomalie. Kollaterale (*Pfeile*) aus rechter Kranzarterie versorgt Lungensequester (s. Abb. 88)

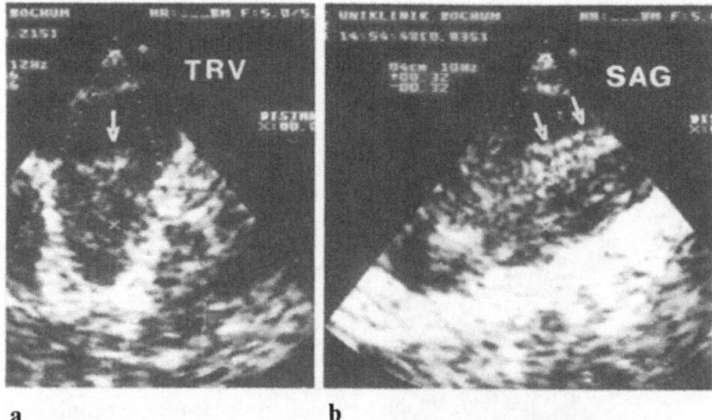


**Abb. 88 a, b.** Lungensequester mit rudimentären Bronchusanteilen (*Pfeile*): **a** transversal, **b** sagittal

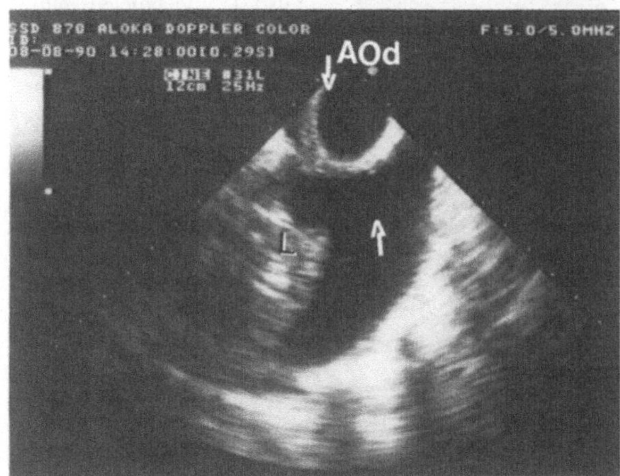


**Abb. 89.** Linksseitiger, an die Aorta descendens (*AOd*) angrenzender Pleuraerguß (*Pfeil*); *L* Lunge (Punktion: 400 ml)

stik eine Raumforderung parakardial, die von einer Reflexmembran umgeben war und eine kanalikuläre Struktur enthielt. Der Befund wurde einem Lungensequester mit rudimentären Bronchusanteilen zugeordnet (Abb. 88). Pleuraergüsse (Abb. 89) können in ihrem Erscheinungsbild in der TEE an Aneurysmen erinnern [103 a].

## Spinalkanal

Die Speiseröhre liegt in der Nähe der Wirbelsäule. Die Ultraschallwellen können durch die Zwischenwirbelscheiben bis in den Spinalkanal gelangen (Abb. 90). Es konnten Spinalwurzeln und das Rückenmark, das eine Pulsation zeigt, abgebildet werden. In einem Fall gelang die Darstellung eines erweiterten Zentralkanals im Rückenmark bei Syringomyelie [47]. Inwieweit sich für diese Anwendungsform der TEE diagnostische Indikationen ergeben werden, bleibt abzuwarten.

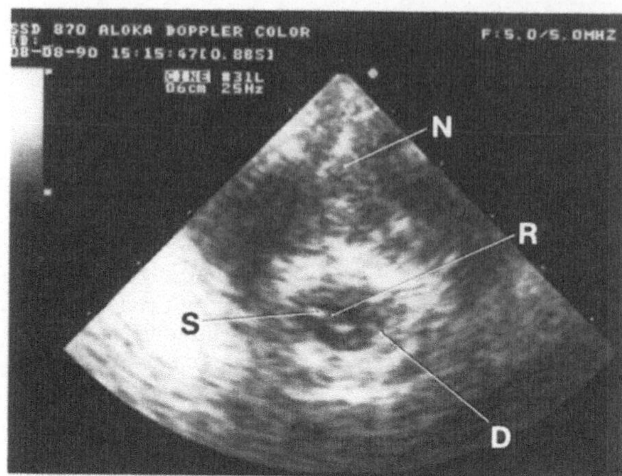


**Abb. 90.** Spinalkanal mit Rückenmark (*R*), Spinalwurzeln (*S*), Dura mater spinalis (*D*) und Nucleus pulposus (*N*)

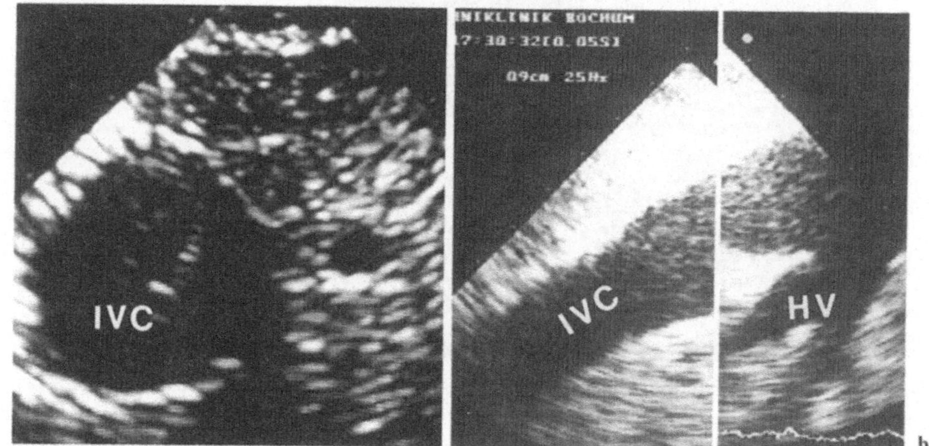


**Abb. 91 a, b.** Erweiterte untere Hohlvene (*IVC*) und Lebervenen (*HV*): **a** transversal, **b** sagittal

## Lebervenen

Die Lebervenen stellen sich bei transgastrischen Ableitungen in Transversal- und Sagittalschnitten dar (Abb. 91 a,b). Die Diagnostik einer Hohlvenenthrombose oder eines Lebervenenverschlusses (Budd-Chiari-Syndrom) kann aus der TEE zusätzliche morphologische und hämodynamische Informationen beziehen.

# 8. Zukünftige Entwicklungen

## Transducertechnik

Die Transducermittelpunkte der hier verwandten biplanen TEE-Sonde (Aloka/Hellige) liegen etwa 1 cm auseinander, ferner werden die Transducer als *separate* Schallköpfe betrieben, so daß die *simultane* Betrachtung beider Schnittebenen nur durch EKG getriggerte Aufzeichnung nach entsprechender Korrektur der Sondenlage und gleichzeitig vorliegender regelmäßiger Herzaktion möglich ist. Ein Prototyp einer biplanen Sonde, bei der die Kristalle beider Transducer statt nebeneinander übereinander angeordnet sind, wurde von Omoto [133] vorgestellt. Bei dieser kommenden Sondengeneration ist eine simultane On-line-Untersuchung in Transversal- und Sagittalebene möglich, unabhängig vom vorliegenden Herzrhythmus. Es ist zu erwarten, daß das biplane Konstruktionskonzept zum Standard wird. Diskutiert wird auch ein multiplanes System, bei dem die transversale Ebene rotiert und so in die Sagittalebene und alle dazwischenliegenden Ebenen bewegt werden kann.

## Digitale Bildverarbeitung

Die Bildspeicherung erfolgt derzeit auf VHS-Videorecordern. Super-VHS-Recorder erhöhen die gespeicherte Bildqualität. Eine weitere Verbesserung wird man durch digitale Bildspeicherungen erreichen, möglicherweise auf optischen Platten.

Durch die digitale Bildverarbeitung ergibt sich die Möglichkeit der sog. Widefield-Tomographie [156a]. Dabei werden TEE-Schnittbilder zu einer zirkulären tomographischen Ebene, ähnlich einer thorakalen Computertomographie, zusammengesetzt.

Das Computerprogramm ANAT 3D [31, 77] erlaubt dreidimensionale Rekonstruktionen in Mikro- und Makrokosmos aus seriellen parallelen Schnitten, deren Abstand bekannt ist. Es arbeitet nach dem sog. Konturmodell, d.h. es erfolgt eine Datenabstraktion bzw. -reduktion. Nur die interessierende Kontur (z.B. Intima) wird digitalisiert. Aufgrund der Datenreduktion ist ein PC ausreichend. Würden alle Daten in die Verrechnung einbezogen, so handelte es sich um sogenannte Voxel-Modelle, die sehr speicher- und rechenintensiv wären und daher Großrechneranlagen erfordern würden. In Abb. 92 sind serielle Transversalschnitte durch eine normale Aorta descendens (Abb. 92a) sowie durch eine arteriosklerotische Aorta descendens (Abb. 92b) mittels ANAT 3D räumlich rekonstruiert worden. Analog lassen sich kardiale und parakardiale

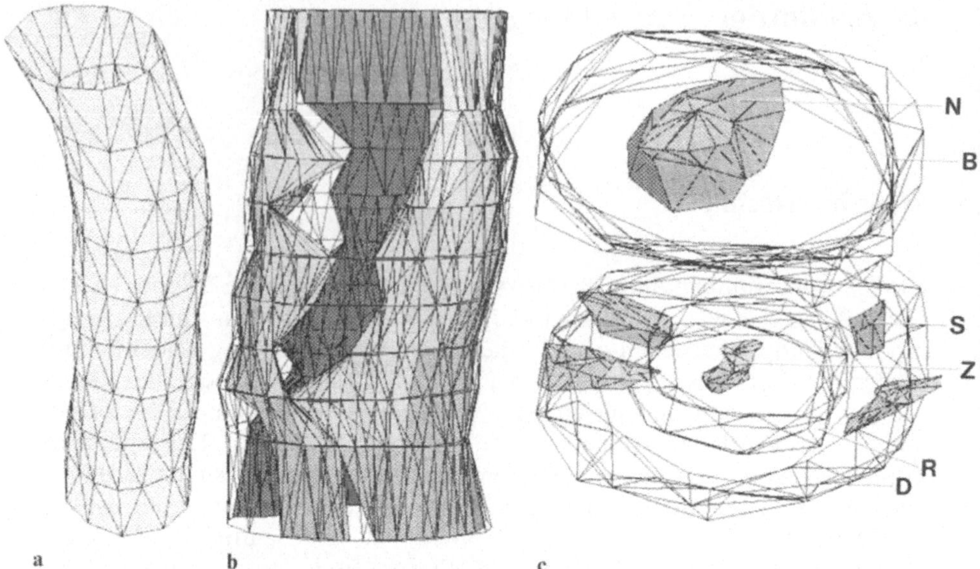


**Abb. 92.** Dreidimensionale Rekonstruktionen von seriellen transversalen TEE-Schnitten (ANAT 3D): **a** normale Aorta descendens (Kontur = Intima), **b** dilatierte arteriosklerotische Aorta descendens mit Plaques, **c** Spinalkanalregion: Nucleus pulposus (*N*), Discus intervertebralis (*B*), Zentralkanal (*Z*), Rückenmark (*R*), Spinalwurzeln (*S*), Dura mater spinalis (*D*)

Strukturen, wie dissezierende Aneurysmen, mediastinale Raumforderungen oder *intravasal* abgeleitete Sonographien durch Gefäßplaques rekonstruieren [77]. Auch eine Rekonstruktion der Spinalkanalregion gelang (Abb. 92c). Das sog. Echo-CT ist ein ähnliches Verfahren [189].

## Doppler-Tomographie

Einige Hersteller liefern derzeit Software zur digitalen Flußanalyse. Da der Bildaufbau bei einer Bildfrequenz von 20 Hz 50 ms dauert, sind die farbkodierten Flußprofile im B-mode nicht instantan, sondern entsprechen einer zeitlichen Summation, denn der Blutstrom fließt innerhalb von 50 ms mehrere Zentimeter weiter. Außerdem wird durch den Doppler-Effekt nur die Bewegungskomponente im Verlauf der Schallrichtung erfaßt. Schräg zum Schallkopf verlaufende Flüsse werden so unterschätzt.

Zusammen mit Herrn Professor Dr. Ing. H. Ermert (Institut für Hoch- und Höchstfrequenztechnik, Ruhr-Universität Bochum) arbeiten wir an der Rekonstruktion instantaner farbkodierter Flußprofile, die die Grundlage der sog. Doppler-Tomographie [55a, 149, 150] darstellen: der reale Strömungsvektor einer Blutströmung wird aus mehreren Ebenen rekonstruiert (Abb. 93). Zunächst ist dieses Verfahren noch sehr aufwendig. Wir erwarten aber für die Zukunft neben grundlegenden Erkenntnissen zur Fluiddynamik subtile Flußanalysen, die Flußprofile in Klappenprothesen, Aneurysmen und im Vorhofbereich erfassen und so veränderte Blutströmungen als Risiko für Thrombenentstehung erkennen lassen. Darüber hinaus deutet sich durch reale Flußvektoren eine *quantitative* Farbdoppler-Echokardiographie an.

## Intravasale Sonographie

Invasiver Ultraschall (Endosonographie) ist nicht nur vom Ösophagus aus möglich, sondern auch durch Verwendung von intravasalen Kathetern, an deren Spitze Ultraschalltransducer angebracht sind [70]. In Abb. 94 ist ein intravasaler Doppler-Katheter (20 MHz, PW) abgebildet. Eine Meßeinheit ermöglicht mittels zero-crossing-Verfahren eine Messung der instantanen und der mittleren Strömungsgeschwindigkeit. Bei In-vitro-Validierungsversuchen zeigten sich jedoch größere Abweichungen, wenn bei bekanntem Röhrenquerschnitt mit Hilfe des Velocity-Time-Integrals (VTI) absolute Flußmengen berechnet werden sollten [79]. Durch Verwendung einer Fast-Fourier-Spektral-

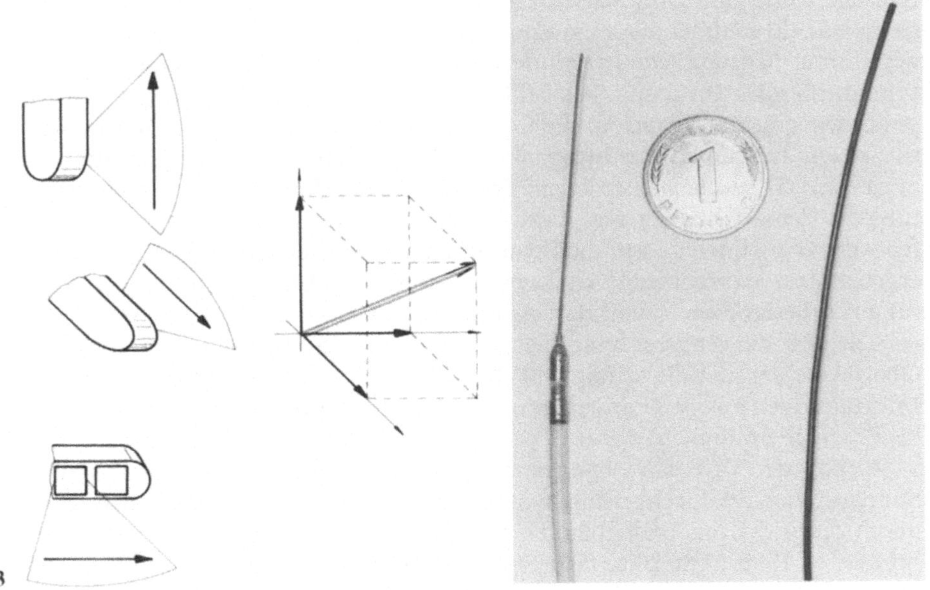

93 94

**Abb. 93.** Prinzip der Doppler-Tomographie: dreidimensionale Rekonstruktion eines Strömungsvektors (s. Text)

**Abb. 94.** Intravasale Sonographiekatheter (20 MHz): *links:* Imaging-Katheter, *rechts:* Doppler-Katheter

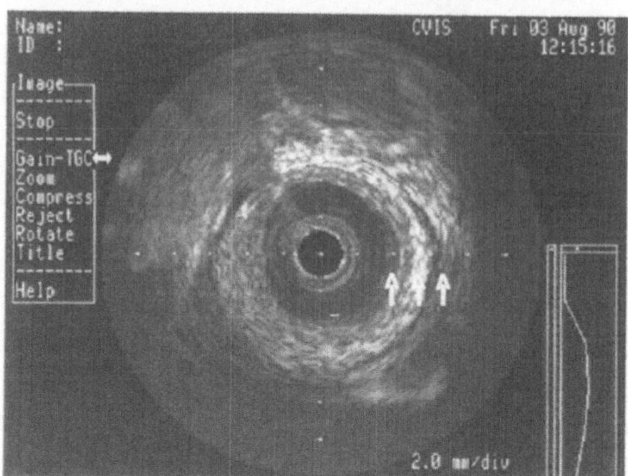


**Abb. 95.** Intravasale B-Bild-Sonographie einer peripheren Arterie mit typisch dreischichtigem Aufbau: *1. Pfeil:* Intima, *2. Pfeil:* Media, *3. Pfeil:* Adventitia

analyse der Doppler-Signale scheint sich jedoch eine genauere Quantifizierung der Flußvolumina möglich [79, 191].

Seit kurzer Zeit können über Imaging-Katheter (s. Abb. 94) auch zweidimensionale Gefäßquerschnitte endovasal abgeleitet werden. Es zeigt sich typischerweise eine Dreifachstrukturierung in Intima, Media und Adventitia (Abb. 95). Gegenüber der Angiographie ergibt sich jetzt die Möglichkeit, unter der Intima liegende Wandveränderungen, evtl. entzündlicher Genese [59] – sonographisch zu erfassen. Mit Hilfe rotierender Spiegel, die den Ultraschallstrahl wie einen Radarstrahl die Gefäßwand während Rotation abtasten lassen, ist zur Zeit nur eine orthogonal zum Gefäßverlauf orientierte Schnittebene abzuleiten. Wünschenswert ist ein Transducer, der direkt nach vorne in Richtung des Gefäßverlaufes analysiert. Dies könnte vor angioplastischen Eingriffen wertvolle Hinweise auf die Struktur einer Stenose oder eines Verschlusses ergeben. In vereinfachter Form ist eine A-mode-Analyse in Gefäßverlaufsrichtung für diesen Zweck denkbar. Alternativ zum intravasalen Ultraschall entwickelt sich die Angioskopie, die allerdings nur die Inspektion der inneren Oberfläche der Gefäße ermöglicht. In Kombination ergänzen sich jedoch die Informationen aus beiden Verfahren, so daß eine Optimierung interventioneller Eingriffe ermöglicht wird.

Neben der TEE sind epikardiale [161] und intrakardiale Farbdoppler-Sonographien [9] durchgeführt worden. Für die Zukunft zeichnen sich somit durch die invasiven bildgebenden Verfahren Entwicklungen ab, die an den bekannten Film „Die phantastische Reise durch den menschlichen Körper“ erinnern.

# 9. Anhang. Wichtige Begriffe aus der Dopplerechokardiographie

In diesem Kapitel werden wichtige Begriffe, die für die praktische Arbeit am Doppler-Echokardiographiegerät wesentlich sind, definiert.

## Transducer-Technik

**Transducer:** Schallkopf, bestehend aus Kristallen, die aufgrund des *Piezo-Effektes* reversibel elektrische Schwingungen in akustische konvertieren.

**Piezo-Effekt:** Eigenschaft bestimmter Kristalle, mechanische Schwingungen in elektrische (Empfang) sowie elektrische Schwingungen in mechanische (Sendung) zu konvertieren (inverser Piezo-Effekt).

**Phased-Array:** Elektronische Transducer mit 32, 64, 96 bzw. 128 Kristallen, die *phasenverzögert* angesteuert werden und durch Superposition der Schallwellen in ihrer Richtung steuerbare Wellenfronten erzeugen.

**Annular-Array:** Transducer mit mechanisch rotierten Kristallsystemen.

**Sektor-Scanner:** Schallkopf mit vom Transducer aus sektorförmig divergierenden Schallstrahlen.

**Parallel-Scanner:** Transducer mit parallen Schallstrahlen.

**Transducerfrequenz:** Sendefrequenz der Transducerkristalle (MHz-Bereich). Bei höherer Sendefrequenz geringere Eindringtiefe, jedoch bessere axiale Auflösung.

**Auflösungsvermögen:** Abstand zweier noch getrennt erkennbarer Punkte in Richtung des Schallstrahles (*axial*), oder orthogonal zum Schallstrahl (*lateral*). Beim Sektor-Scanner reduziert sich durch Divergenz der Schallstrahlen die laterale Auflösung mit Abstand vom Transducer.

**Frame-rate:** Frequenz des Bildaufbaus pro Sekunde.

**Doppler-Effekt:** Eine Relativbewegung zwischen Sender und Empfänger einer Welle bewirkt eine geschwindigkeitsproportionale Frequenzänderung der ausgesandten Welle (*Doppler-Shift*), so daß die Möglichkeit besteht, Flußgeschwindigkeiten zu messen.

**Fast-Fourier-Transformation (FFT):** Simultane Spektralanalyse des Doppler-Signales. Nach Fourier kann jedes Analogsignal durch Superposition von Sinusschwingungen (Frequenzanteile) beschrieben werden.

## Modes

Transducer können in verschiedenen Arbeitsweisen (modes) betrieben werden.

**A-mode:** Darstellung der Reflektions-*Amplituden* entlang eines eindimensionalen Schallstrahles.

**B-mode:** Kodierung der Amplituden des A-modes in Bildschirmhelligkeit (*brightness*). Eine segmentale flächendeckende B-mode Analyse ergibt durch Addition der Bildlinien ein zweidimensionales Ultraschallbild.

**M-mode:** Registrierung eines eindimensionalen B-modes entlang der Zeitachse (*time-motion*).

**Doppler-mode:** Analyse der Blutfluß-(Erythrozyten)-geschwindigkeit aufgrund des Doppler-Effektes.

**PW-mode:** Gepulster Doppler (*pulsed-wave*). Vorteil: Exakte räumliche Lokalisation (sample volume) der gemessenen Geschwindigkeit. Nachteil: Meßbare Geschwindigkeiten nur bis zu einem bestimmten Betrag (Nyquist-Limit).

**HPRF-mode:** Gepulster Doppler mit hohen Pulsrepetitionsfrequenzen. Vorteil: Geschwindigkeitsmessung oberhalb des Nyquist-Limits möglich. Nachteil: Gemessene Geschwindigkeit kann formal an mehreren Positionen entlang des Schallstrahles entstanden sein (*range ambiguity*).

**CW-mode:** Kontinuierliche Doppler-Analyse (*continuous wave*). Transducer besteht aus Sende- und Empfangskristall, die simultan betrieben werden. Vorteil gegenüber PW-mode: bessere Signalqualität und alle Geschwindigkeitsbereiche meßbar. Nachteil: Empfangenes Signal enthält alle entlang des Schallstrahles reflektierten Frequenzen, so daß die Transducerdistanz der Signalanteile *nicht lokalisiert* werden kann.

**Color-mode:** Simultane, farbkodierte Flußanalyse an vielen räumlich getrennten Meßpositionen (*multi-gate-system*), sowohl im M-mode (*Color-M-mode*) als auch im zweidimensionalen B-mode (*Color-B-mode*). Zugrunde liegt ein gepulster Doppler. Bei Geschwindigkeiten oberhalb des Nyquist-Limits ergeben sich Farbänderungen (*Aliasing*).

**Nyquist-Theorem:** Mit gepulstem Doppler maximal meßbare Geschwindigkeit wird durch die Pulsrepetitionsfrequenz limitiert. Bei höherer Flußgeschwindigkeit entsteht *Aliasing*.

## Signaloptimierung

**Verstärkung (gain):** Regulierung der Signalhelligkeit auf dem Bildschirm. In der Regel selektiv einstellbar für M-mode, B-mode, Doppler-mode sowie Color-mode.

**Tiefenverstärkung (TGC):** Mit zunehmender Eindringtiefe besteht ein Verlust an Signalenergie, der in der Regel durch mehrere Schieberegler entsprechend der Transducerdistanz zusätzlich zu einem automatischen Ausgleich manuell korrigiert werden kann, sowohl im M-mode, B-mode als auch im Color-mode.

**Signalmittelung (Signal averaging):** Resultiert das dargestellte Echobild aus Mittelung mehrerer Abtastzyklen, so wird seine Struktur sowohl im B-mode, wie im Color-mode genauer. Die effektive Bildfrequenz reduziert sich entsprechend der Anzahl gemittelter Zyklen. Kurzdauernde Flüsse oder rasch bewegende Konturen erfordern jedoch für ihre Darstellung eine hohe Bildfrequenz.

**EKG-Synchronisation:** Selektive Darstellung bestimmter Phasen des Herzzyklus aufgrund einer *EKG-Triggerung*.

**Maßstabvergrößerung:** Eindringtiefe (*depth*) ist im B-mode zu wählen, im Doppler-mode ist der adäquate Geschwindigkeitsbereich (*velocity range*) festzulegen.

**Reject:** Filterfunktion, die Signale bis zu einer gewissen, wählbaren Signalstärke eliminiert. In der morphologischen Darstellung (M-mode, B-mode) zur *Rauschunterdrückung* geeignet, andererseits jedoch Gefahr des Signalverlustes an relevanten, jedoch echoarmen Strukturen (z. B. Myxomen). Im Doppler-mode zur Reduktion von Artefakten durch Wandbewegungen des Herzens oder der Gefäße (*Wandbewegungsfilter, low-velocity-reject*) gebräuchlich. Jedoch auch hier Gefahr des Signalverlustes an relevanten, langsamen Flüssen. Ebenso im Color-mode wählbar (*Color-filter*).

**Compression (Enhance):** Die Amplituden der erhaltenen Ultraschallsignale werden üblicherweise in Bildschirmhelligkeiten transformiert, entsprechend einer äquidistanten Intervallskalierung. So ergeben sich für die morphologische Darstellung bis zu 256 Graustufen (*grey scale*). Analog erfolgt eine Kodierung der mittels Doppler-Technik gemessenen Geschwindigkeiten; im Color-mode erfolgt eine Abbildung in Farbstufen. Wird die Intervallskalierung im Bereich niedriger Flußgeschwindigkeiten oder schwacher morphologischer Signale verkleinert (*Compression*), so ergibt sich eine Hervorhebung dieser Flüsse oder Strukturen in der Bildschirmdarstellung.

**Baseline-shift:** Verschieben der Nullinie im PW-mode (s. Abb. 2c, S. 7). Auch im Color-mode kann hiermit in einem gewissen Bereich Aliasing vermieden werden.

**Color balance:** Level, an dem ein Monitor-Pixel Flow (Farbinformation) anstatt morphologischer (Grauinformation) Information darstellt.

## Artefaktmöglichkeiten

**Artefakte:** Bildschirmsignale, denen kein physiologisches Korrelat zugrunde liegt. Meist durch Totalabsorption (Knochen) oder Totalreflexion (Luft) induziert. Artefaktphänomene treten sowohl in der morphologischen (B- und M-mode) sowie im Doppler-mode (PW-, HPRF-, CW- und Color-mode) auf.

**Side-lobes:** Bei der Schallfokussierung auftretende Nebenkeulen, die im Bild ringförmige Artefakte verursachen.

**Reverberation:** Störungen durch Mehrfachreflexion der Schallimpulse („*Geisterechos*").

**Schallschatten:** Strukturen mit starker akustischer Impedanz (z. B. Kalk) bewirken eine dorsale Schallabschwächung (Schatten).

**Schallaufhärtung:** Wird der Schall in echoarmen Bezirken weniger geschwächt als im umgebenden Gewebe, entsteht durch den Tiefenausgleich (TGC) eine relative dorsale Schallverstärkung.

**Spiegelungen:** Die Reflexion an einer schrägverlaufenden Grenzfläche kann ein Abweichen der Reflexionsechos bewirken und somit zu Artefakten führen.

## Kontrast-Echokardiographie

**Bubble:** Kleinstes Luftbläschen, das durch Totalreflexion einen intensiven Echoreflex hervorruft.

**Kontrasteffekt:**
**Positiv** = Übertritt von Bubbles in ein kontrastfreies Kompartiment.
**Negativ** = Auswaschphänomen in kontrastreichem Medium durch kontrastfreie Flüssigkeit.

## Meßprogramme

Je nach Gerät steht eine unterschiedlich ausgedehnte Software für quantitative Analysen zur Verfügung. In der Regel lassen sich Distanzen, Flächen, Zeitintervalle und Geschwindigkeitsbeträge direkt vermessen.

Weitere Meßprogramme erlauben die Bestimmung eines Geschwindigkeit-Zeit-Integrals (VTI), sowie die Ermittlung von Volumina. Über bewährte hämodynamische Formeln (z. B. Bernoulli-Beziehung, Kontinuitätsgleichung) lassen sich Druckgradienten, Klappenöffnungsflächen und das Herzzeitvolumen errechnen.

# 10. Literatur


1. Abel MD, Nishimura RA, Callahan MJ, Rehder K, Ilstrup DM, Tajik AJ (1987) Evaluation of intraoperative transesophageal two-dimensional echocardiography. Anesthesiology 66:64–68
2. Angelsen BAJ, Hoem J, Dorum S, Chapman J, Grube E, Gerckens U, Visser CA, Vanden-Bogaerde J (1989) High-frequency annular array transesophageal probe for high resolution imaging and continuous wave doppler measurements. In: Erbel R et al. (eds) Transesophageal echocardiography – window to the heart. Springer, Berlin Heidelberg New York Tokyo, pp 13–20
3. Aschenberg W, Schlueter M, Kremer P, Schroeder E, Siglow V, Bleifeld W (1986) Transesophageal two-dimensional echocardiography for the detection of left atrial appendage thrombus. J Am Coll Cardiol 7:163–166
4. Aschenberg W, Siglow V, Kremer P, Schlueter M, Bleifeld W (1987) Thromben im linken Herzohr trotz adäquater Antikoagulation. Vorteile der transoesophagealen Echokardiographie. Dtsch Med Wochenschr 112:663–668
5. Beppu S, Nakatani S, Tanaka N, Ikegami K, Kumon K, Nagata S, Miyatake K, Nimura Y (1988) Transesophageal echocardiographic diagnosis of localized pericardial coagula: a special cause of cardiac tamponade. Circulation Suppl II 78/4:II-298, 1192
6. Beuckelmann DJ, Rienmüller R, Erdmann E (1990) Differentialdiagnostik des thorakalen Aortenaneurysmas. Internist 31:356–361
7. Bergbauer M, Hammentgen R, Weber K, Ricken D (1989) Berechnung des systemischen Widerstandes mit Hilfe der Doppler-Echokardiographie im Vergleich zu invasiven Messungen. Med Welt 40:1345
8. Boerner N, Erbel R, Braun B, Henkel B, Meyer J, Rumpelt J (1984) Diagnosis of aortic dissection by transesophageal echocardiography. Am J Cardiol 54:1157–1158
9. Bruijn NP de, Clements FM, Kisslo J (1987) Intraoperative transesophageal color flow mapping: initial experience. Anesth Analg 66:386–390
10. Bruijn NP de, Clements FM (1987) Transesophageal echocardiography. Nijhoff, Boston
11. Bosch HG, Reiber HC, Van Burken G, Gerbrands, Roelandt JRTC (1989) Automated contour detection on short axis transesophageal echocardiograms. In: Erbel R et al. (eds) Transesophageal echocardiography – a window to the heart. Springer, Berlin Heidelberg New York Tokyo, pp 253–259
12. Bumb KL, Laviolette RJ, Trippi JA, Siderys H, Halbrook HG (1989) Transesophageal echocardiography – a technique for intraoperative monitoring. Indiana Med 82:452–454
13. Calafiore PA, Raymond R, Schiavone WA, Rosenkranz ER (1989) Precise evaluation of a complex coronary arteriovenous fistula: the utility of transesophageal color doppler. J Am Soc Echo 2:337–341
14. Casale PN, Whitlow P, Currie PJ, Stewart WJ (1989) Transesophageal echocardiography in percutaneous balloon valvulopasty for mitral stenosis. Cleve Clin J Med 56:597–600
15. Chan KL (1988) Comprehensive assessment of cardiac anatomy in anesthetic patients by transesophageal echocardiography. Can J Cardiol 4:397–401
16. Cheriex EC, Lambregts H, Pieters F, Brugada P (1989) Is tricuspid regurgitation underestimated as a clinical problem in valvular heart disease? In: Erbel R et al. (eds) Transesophageal echocardiography – a window to the heart. Springer, Berlin Heidelberg New York Tokyo, pp 77–85

17. Curtius JM (1989) Intracardiac source of embolism. In: Erbel R et al. (eds) Transesophageal echocardiography – a window to the heart. Springer, Berlin Heidelberg New York Tokyo, pp 115–119
18. Curtius JM, Leischik R, Arnold G (1990) Biplane Transösophageale Echokardiographie – Welche Vorteile hat sie? Z Kardiol [Suppl I] 79:58
19. Cucchiara RF, Seward JB, Nishimura RA, Nugent M, Faust RJ (1985) Identification of patent foramen ovale during sitting position craniotomy by transesophageal echocardiography with positive airway pressure. Anesthesiology 63:107–109
20. Currie PJ (1989) Transesophageal echocardiography – new window to the heart. Circulation 80:215–217
21. Cyran SE, Kimball TR, Schwartz DC, Meyer RA, Steed RD, Kaplan S (1988) Evaluation of balloon aortic valvuloplasty with transesophageal echocardiography. Am Heart J 115:460–462
22. Dahm M, Iversen S, Drexler, Erbel R, Oelert H (1987) Intraoperative Beurteilung der Rekonstruktion von Atrioventrikularklappen mittels transösophagealer Echokardiographie. Z Kardiol 76:779–783
23. Daniel WG, Mügge A, Eschenbruch C, Lichtlen PR (1989) Practicability of transesophageal echocardiography in conscious patients. In: Erbel R et al. (eds) Transesophageal echocardiography – a window to the heart. Springer, Berlin Heidelberg New York Tokyo, pp 354–358
24. deBakey ME, Henly WS, Cooley DA, Morris GC, Crawford ES, Beall AC (1964) Surgical management of dissecting aneurysm involving the ascending aorta. J Cardiovasc Surg 5:200
25. deBelder MA, Leech G, Camm AJ (1989) Transesophageal echocardiography in unsedated outpatients: technique and patient tolerance. J Am Soc Echo 2:375–379
26. Dennig K, Kraus F, Rudolph W (1986) Doppler-echokardiographische Bestimmung der Öffnungsfläche bei Aortenklappenstenose unter Anwendung der Kontinuitätsgleichung. Herz 11:309
27. Dennig K, Sedlmayr V, Seling B, Rudolph W (1989) Bacteremia with transesophageal echocardiography. Circulation [Suppl II] 80/4:II-473, 1882
28. Drexler M, Erbel R, Dahm M, Mohr-Kahaly S, Oelert H, Meyer J (1986) Assessment of successful valve reconstruction by intraoperative transesophageal echocardiography (TEE). Int J Card Imaging 2:21–30
29. Drexler M, Mayer E, Oelert H, Erbel R, Meyer J (1989) Transesophageal echocardiographic monitoring during positive inotropic drug intervention and balloon pumping. In: Erbel R et al. (eds) Transesophageal echocardiography – a window to the heart. Springer, Berlin Heidelberg New York Tokyo, pp 218–220
30. Deutsche Gesellschaft für Herz- und Kreislaufforschung (1987) Empfehlungen zur Prophylaxe bakterieller Endokarditiden. Z Kardiol 76:451–453
31a. El-Gammal S, Altmeyer P, Hinrichsen K (1989) Anat 3D: shaded three-dimensional surface reconstructions from serial sections. Acta Stereol 8:543–550
31b. El-Gammal S, Hoffmann K, Höß A, Hammentgen R, Altmeyer P, Ermert H (in Vorbereitung) New concepts and developments in high resolution ultrasound. In: Altmeyer P, El-Gammal S, Hoffmann K (eds) Ultrasound in dermatology. Springer, Berlin Heidelberg New York
32. Engberding R, Bender F, Grosse-Heitmeyer W, Müller US, Schneider D (1986) Diagnose thorakaler Aortenaneurysmen durch kombinierte transthorakale und transösophageale 2D-Echokardiographie. Z Kardiol 75:225–230
33. Engberding R, Schulze-Waltrup N, Grosse-Heitmeyer W, Stoll V (1987) Transthorakale und transösophageale 2-D-Echokardiographie in der Diagnostik peri- und parakardialer Tumoren. Dtsch Med Wochenschr 112:49–52
34. Engberding R, Erbel R, Kasper W et al. (1989) Diagnosis of heart tumors by transesophageal echocardiography – a european multicenter study. Circulation [Suppl II] 80/4:II-474, 1884
35. Erbel R, Mohr-Kahaly S, Drexler M et al. (1986) Erweiterung der kardialen Diagnostik mittels transösophagealer Echokardiographie. Med Klin 81:251–257

36. Erbel R, Stern H, Ehrenthal W et al. (1986) Detection of spontaneous echocardiographic contrast within the left atrium by transesophageal echocardiography: Spontaneous echocardiographic contrast. Clin Cardiol 9:245–252
37. Erbel R, Mohr-Kahaly S, Drexler M et al. (1987) Diagnostischer Stellenwert der transösophagealen Echokardiographie. Dtsch Med Wochenschr 112:23–29
38. Erbel R, Mohr-Kahaly S, Rohmann S et al. (1987) Diagnostische Wertigkeit der transösophagealen Doppler-Echokardiographie. Herz 12:177–186
39. Erbel R, Rohmann S, Drexler M et al. (1988) Improved diagnostic value of echocardiography in patients with infective endocarditis by transesophageal approach. A prospective study. Eur Heart J 9:43–53
40. Erbel R, Khandheria BK, Brennecke R, Meyer J, Seward JB, Tajik AJ (eds) (1989) Transesophageal echocardiography – a new window to the heart. Springer, Berlin Heidelberg New York Tokyo
41. Erbel R, Rennollet H, Engberding R et al. (1989) Transesophageal imaging of the thoracic aorta in aortic dissection. In: Erbel R et al. (eds) Transesophageal echography – a window to the heart. Springer, Berlin Heidelberg New York Tokyo, pp 131–145
42. Fehske W, Heider C, Elfner R, Hammentgen R, Nitsch J, Lüderitz B (1989) Evaluation of different doppler-echocardiographic methods for quantitation of mitral valve incompetence. Circulation [Suppl II] 80:II-579, 2297
43. Feigenbaum H (1986) Echocardiography. 4th edn. Lea & Febiger, Philadelphia
44. Frazin L, Talano JV, Stephanides L, Loeb HS, Kopel L, Gunnar RM (1976) Esophageal echocardiography. Circulation 54:102–108
45. Freedberg RS, Weinreb J, Gluck M, Kronzon I (1989) Paraesophageal hernia may prevent cardiac imaging by transesophageal echocardiography. J Am Soc Echo 2:202–203
46. Fukagawa K (1981) Prediction of left anterior descending coronary artery disease by esophageal echocardiography. Jpn Heart J 22:173–183
47. Funck M, Schneider B, Igloffstein J, Vogel P, Hanrath P (1989) Transösophageale Echoskopie des Spinalkanals. Dtsch Med Wochenschr 114:529–533
48. Furuya H, Suzuki T, Okumura F, Kishi Y, Uefuji T (1983) Detection of air embolism by transesophageal echocardiography. Anesthesiology 58:124–129
49. Geibel A, Kasper W, Behroz A, Przewolka U, Meinertz T, Just H (1988) Risk of transesophageal echocardiography in awake patients with cardiac diseases. Am J Cardiol 62:337–339
50. Gerckens U, Degen H, Grube E (1988) Assessment of mitral regurgitation by transesophageal color doppler echocardiography. International Symposium on Transesophageal Echocardiographym, Mainz 1988, Kongreßband P13
51. Gerckens U, Cattelaens N, Spalke J, Drinkovic D, Grube E (1989) Erwärmung der mechanischen transösophagealen Sonde: eine potentielle Gefahr? Z Kardiol [Suppl 4] 78:65
52. Gerckens U, Cattelaens N, Spalke J, Drinkovic D, Grube E (1990) Transösophageale Echokardiographie: Koronarhämodynamik nach Bypass-Operation. Z Kardiol [Suppl I] 79:59
53. Gewertz BL, Kremser PC, Zarins CK, Smith JS, Ellis JE, Feinstein SB, Roizen MF (1987) Transesophageal echocardiographic monitoring of myocardial ischemia during vascular surgery. J Vasc Surg 5:607–613
54. Goldfarb A, Weinreb J, Daniel WG, Kronzon I (1989) A patient with right and left atrial membranes: the role of transesophageal echocardiography and magnetic resonance imaging in diagnosis. J Am Soc Echo 2:350–353
55a. Greenleaf JF, Ylitalo J (1986) Doppler Tomography. IEEE Ultrasonics Symposium Proceedings, pp 837–841
55b. Gross CM, Wann LS, Johnson GL (1982) Valsalva maneuver contrast echocardiography: a new technique for improved detection of right-to-left shunting in patients with systemic embolism. Am J Cardiol 49:955
56. Görge G, Erbel R, Henrichs J, Wenchel HM, Meyer J (1990) Positive Blutkulturen während transösophagealer Echokardiographie. Z Kardiol [Suppl I] 79:60
57. Grube E, Gerckens U, Cattelaens N (1989) Is the quantification of mitral stenosis and aortic stenosis by transesophageal echocardiography feasible? In: Erbel R et al. (eds)

Transesophageal echocardiography – a window to the heart. Springer, Berlin Heidelberg New York Tokyo, pp 58–65
58. Gussenhoven EJ, Taams MA, Roelandt J, Bom K, Honkoop J, de Jong N (1987) Esophageal echocardiography. Int J Card Imaging 2:231–239
59. Hammentgen R, Stojanova-Scholz M, Martin M, Gresshoener-Solf IM, Haupt H, Fiebach BJO, Magnus L, Trobisch H (1987) Doppelseitiger A.-Poplitea Verschluß bei systemischem Lupus Erythematodes eines 15jährigen Mädchens. VASA 16:86
60. Hammentgen R, Kober R, Beckmann W, Luetzeler J (1987) Intestinale Blutungen infolge multipler Dünndarmphlebektasien. Dtsch Med Wochenschr 112:433
61. Hammentgen R, Nitsch J (1988) Mediquiz Fall 1572. Dtsch Med Wochenschr 113:922
62. Hammentgen R, Lutz G, Koehler U, Nitsch J (1988) Makulopapulöses Exanthem bei Diltiazemtherapie. Dtsch Med Wochenschr 113:1283–1285
63. Hammentgen R, Degen H, Heck I, Nitsch J, Lüderitz B (1988) Large atrial thrombus in severe mitral stenosis. International Symposium on Transesophageal Echocardiography – Mainz 1988, Kongreßband P28
64. Hammentgen R, Kolvenbach M, Heck I, Nitsch J, Lüderitz B (1989) Einfluß von arteriellem Blutdruck und Herzfrequenz auf die linksventrikuläre Füllungsdynamik. Z Kardiol [Suppl I] 78:130
65. Hammentgen R, Heck I, Nitsch J (1989) Dopplerechokardiographische Quantifizierung der linksventrikulären Kontraktilität (dp/dt max) Z Kardiol [Suppl I] 78:144
66. Hammentgen R, Kolvenbach M, Heck I, Nitsch J, Lüderitz B (1989) Einfluß der Herzfrequenz auf die dopplerechokardiographisch ermittelte linksventrikuläre Füllungsdynamik. Klin Wochenschr [Suppl 16] 67:70
67. Hammentgen R, Winkel B, Fehske W, Nitsch J, Lüderitz B (1989) Patent foramen ovale: precise diagnosis by transesophageal contrast echocardiography. Circulation [Suppl II] 80/4:II-403, 1603
68. Hammentgen R, Maeso L, Bergbauer M (1989) Neues Meßverfahren zur nicht-invasiven Berechnung des Peak-to-Peak-Gradienten der Aortenklappenstenose mittels Doppler-Echokardiographie. Med Welt 40:1345
69. Hammentgen R, Winkel B, Maeso L, Bergbauer M (1989) Aussagekraft der transthorakalen Kontrastechokardiographie in der Diagnostik des offenen Foramen ovale im Vergleich zur transösophagealen Kontrastechokardiographie. Med Welt 40:1345
70. Hammentgen R (1990) Transösophageale und intravasale hochfrequente Sonographie. International Congress on Ultrasound in Dermatology, Bochum 1990, Kongreßreport 11
71. Hammentgen R, Bergbauer M, Ricken D (1990) The advantages of bi-plane transesophageal echocardiography. Zentralbl Haut 157:332
72. Hammentgen R, Bergbauer M, Maeso L, Ricken D (1990) Relativer geometrischer Stenosegrad der Aortenklappenstenose: ein neuer Parameter zur Erkennung einer kritischen Stenose. Klin Wochenschr [Suppl XIX] 68:171
73. Hammentgen R, Bergbauer M, Maeso L, Eiber H, Ricken D (1990) Vasodilatantientherapie: Nicht-invasive Quantifizierung des systemischen Widerstandes. Z Kardiol [Suppl I] 79:153
74. Hammentgen R, Bergbauer M, Hausmann M, Ricken D (1990) Neue Schnittebenen und präzisere diagnostische Aussagekraft durch bi-plane transösophageale Echokardiographie. Blickpunkt Innere Med 1:22
75. Hammentgen R, Bergbauer M, Eiber H, Stephan K, Meine M, Ricken D (1990) Erfolgreiche Streptokinase-Lysetherapie eines flottierenden Thrombus im linken Vorhofohr des Herzens unter TEE-Überwachung. Blickpunkt Innere Med 1:24
76. Hammentgen R, Bergbauer M, Ricken D (1990) New scan planes and more clinical information by bi-plane transesophageal echocardiography. International Symposium on Echocardiography, Mainz 1990, Kongreßband P3
77. Hammentgen R, El-Gammal S, Hausmann M, Bergbauer M, Ricken D (1990) Three-dimensional surface reconstructions of cardiac and paracardiac structures. International Symposium on Echocardiography, Mainz 1990, Kongreßband B33

78. Hammentgen R, Hausmann M, Bergbauer M, Ricken D (in Vorbereitung) Bi-plane transesophageal echocardiography. In: Altmeyer P, El-Gammal S, Hoffman K (eds) Ultrasound in dermatology. Springer, Berlin Heidelberg New York
79. Hammentgen R, Godder V, Bergbauer M, Ricken D (in Vorbereitung) Intravascular ultrasound. In: Altmeyer P, El-Gammal S, Hoffman K (eds) Ultrasound in dermatology. Springer, Berlin Heidelberg New York
80. Hanrath P, Kremer P, Langenstein BA, Matsumoto M, Bleifeld W (1981) Transösophageale Echokardiographie. Dtsch Med Wochenschr 106:523–525
81. Hanrath P, Schneider B, Langenstein B, Poppele G, Krüger W (1989) Diagnostische Wertigkeit der transösophagealen Echokardiographie in der internistischen Intensivmedizin. Dtsch Med Wochenschr 114:513–523
82. Harder T, Steudel A, Schlolaut KH, Nitsch J, Hammentgen R, Mohr F (1989) MRT des Herzens bei Vorhof- und Ventrikelseptumdefekten. Zentralbl Radiol 138:677
83. Hashimoto S, Kumada T, Osakada G et al. (1989) Assessment of transesophageal doppler echocardiography in dissecting aortic aneurysm. J Am Coll Cardiol 14:1253–1262
84a. Hatle L, Angelsen B (1985) Doppler ultrasound in cardiology. Lea & Febiger, Philadelphia
84b. Heck I, Hammentgen R, Lüderitz B (1989) Dopplerechokardiographischer Nachweis der Verbesserung der diastolischen Ventrikelfunktion durch Verapamil bei Hypertonie. Klin Wochenschr [Suppl XVI] 67:25
85. Heinrich H, Kremer P, Winter H, Wörsdorfer O, Ahnefeld FW (1985) Transösophageale zweidimensionale Echokardiographie bei Hüftendoprothesen. Anaesthesist 34:118–123
86. Heinrich H, Fösel T, Fontaine L, Spilker D, Winter H, Ahnefeld FW (1987) Assessment of contractility changes in humans by transesophageal echocardiography: the peak-systolic pressure end-systolic diameter relationship (PSPESDRS). Int J Clin Monit Comput 4:243–248
87. Hering E, Martin R, Stohrer M (1989) Physik für Ingenieure, 3. Aufl. VDI, Düsseldorf
88. Hinrichs A, Schlüter M, Kremer P, Becker K, Schröder S, Klöppel G, Hanrath P (1983) Zweidimensionale transösophageale Echokardiographie: Vergleich echokardiographischer und anatomischer Schnittbilder. Ultraschall 4:243–247
89. Hisanaga K, Hisanaga A, Ichie Y et al. (1979) Transesophageal pulsed doppler echocardiography. Lancet I:53–54
90. Hisanaga K, Hisanaga A, Hibi N, Nishimura K, Kambe T (1980) High speed rotating scanner for transesophageal cross-sectional echocardiography. Am J Cardiol 46:837–842
91. Hisanaga K, Hisanaga A, Nagata K, Ichie Y (1980) Transesophageal cross-sectional echocardiography. Am Heart J 100:605–609
92. Hofmann T, Kasper W, Meinertz T, Spillner G, Schlosser V, Just H (1987) Determination of aortic valve orifice area in aortic valve stenosis by two-dimensional transesophageal echocardiography. Am J Card 59:330–335
93. Iliceto S, Sorino M, d'Ambrosio G, Papa A, Favale S, Biasco G, Rizzon P (1985) Detection of coronary artery disease by two-dimensional echocardiography and transesophageal atrial pacing. J Am Coll Card 5:188–197
94. Kasper W, Hofmann T, Meinertz T, Billmann P, Byrtus M, Lang K, Spillner G, Schlosser V, Just H (1986) Diagnostik thorakaler Aortenaneurysmen und Dissektionen mit Hilfe der transösophagealen Echokardiographie. Z Kardiol 75:609–615
95. Khandheria BK, Oh JK, Seward JB, Freeman WK, Peterson C (1988) Transesophageal echocardiography in awake patients: initial 220 procedures (6 months). Circulation [Suppl II] 78/4:II-297, 1184
96. Khandheria BK, Seward JB, Oh JK, Nichols B (1988) Is transesophageal echocardiography indicated in assessment of intracardiac masses? [Suppl II] 78/4:II-299, 1193
97. Khandheria BK, Seward JB, Oh JK, Tajik AJ (1990) Transesophageal echocardiography: technique and training. J Am Soc Echo 3:177–178

98. Kindman LA, Wright A, Tye T, Seale W, Appleton C (1988) Lipomatous hypertrophy of the interatrial septum: characterization by transesophageal and transthoracic echocardiography, magnetic resonance imaging and computed tomography. J Am Soc Echo 1:450–454
99. Kisslo J (1989) Assessment of etiology and severity of mitral regurgitation by transesophageal echocardiography. In: Erbel R et al. (eds) Transesophageal echocardiography – a window to the heart. Springer, Berlin Heidelberg New York Tokyo, pp 72–76
100. Koenig K, Kasper W, Hofmann T, Meinertz T, Just H (1988) Transesophageal echocardiography for diagnosis of rupture of the ventricular septum or left ventricular papillary muscle during acute myocardial infarction. Am J Cardiol 59:362
101. Konstadt SN, Thys D, Mindich BP, Kaplan JA, Goldman M (1986) Validation of quantitative intraoperative transesophageal echocardiography. Anesthesiology 65:418–421
102. Kremer P, Cahalan M, Beaupre P et al. (1985) Intraoperative Überwachung mittels transösophagealer zweidimensionaler Echokardiographie. Anaesthesist 34:111–117
103a. Kronzon I, Demopoulos L, Schrem SS, Pasternack P, McCauley D, Freedberg RS (1990) Pitfalls in the diagnosis of thoracic aortic aneurysm by transesophageal echocardiography. J Am Soc Echo 3:145–148
103b. Krueger SK, Lappé DL (1988) Right-to-left shunt through patent foramen ovale complicating right ventricular infarction. Chest 94:1100–1101
103c. Kusay BS, Schwartz SL, Pandian NG et al. (1989) Realtime in vivo intracardiac two-dimensional echocardiography and color flow imaging: approaches, imaging planes and echo anatomy. Circulation [Suppl II] 80/4:II-581, 2307
104. Kyo S, Matsumura M, Takamoto S, Omoto R (1988) Transesophageal doppler echo monitoring of cardiac function during mechanical assist circulation. International Symposium on Transesophageal Echocardiography, Mainz 1988, Kongreßreport 27
105. Kyo S, Kazuyuki K, Takanawa E, Kobayashi T, Matsumura M, Shah P, Omoto R (1989) Impact of transesophageal doppler echocardiography on pediatric cardiac surgery. Int J Card Imaging 4:41–42
106. Kyo S, Takamoto S, Adachi H, Matsumura M, Kimura S, Yokote Y, Omoto R (1989) Intraoperative evaluation of repair of aortic dissection: surgical decision making. Int J Card Imaging 4:49–50
107a. Kyo S, Matsumura M, Takamoto S, Omoto R (1989) Transesophageal color doppler echocardiography during mechanical assist circulation. ASAIO Trns 35:722–725
107b. Laine JF, Slama M, Petitpretz P, Girard P, Motté G (1986) Danger of vasodilator therapy for pulmonary hypertension in patent foramen ovale. Chest 89:894–895
108. Lambertz H, Kreis A, Truemper H, Hanrath P (1990) Simultane transösophageale Vorhofstimulation und transösophageale Echokardiographie in der Diagnostik der koronaren Herzkrankheit: ein neues Verfahren der Belastungsechokardiographie. Z Kardiol [Suppl I] 79:13
109. Lancée CT, Rijsterborgh H, Bom N (1988) Monitoring aspects of an ultrasonic esophageal transducer – initial experience. Med Prog Technol 13:131–138
110. Lavandier B, Cathignol D, Muchada R, Bui Xuan B, Motin J (1985) Noninvasive aortic blood flow measurement using an intraesophageal probe. Ultrasound Med Biol 11:451–460
111. Lee RJ, Bartzokis TC, Grogin HR, Choi DW, Schnittger I (1989) Superiority of transesophageal echocardiography in detection of intracardiac sources of emboli. Circulation [Suppl II] 80/4:II-403, 1602
112. Lestuzzi C, Nicolosi GL, Dall'Aglio V, Mimo R, Zauttini (1990) Mediastinal pathology studied by transesophageal echocardiography. J Am Soc Echo [Abstract 3G] 3:223
113. Maisch B, Ertl G, Kleinert C, Kochsiek K (1989) Sensitivity and specificity of transesophageal echocardiography in the diagnosis of vegetations and abscesses in infective endocarditis. In: Erbel R et al. (eds) Transesophageal echocardiography – a window to the heart. Springer, Berlin Heidelberg New York Tokyo, pp 99–106
114. Martin RW, Bashein G (1989) Measurement of stroke volume with three-dimensional transesophageal ultrasonic scanning: comparison with thermodilution measurement. Anesthesiology 70:470–46

115. Matsumoto M, Oka Y, Strom J, Frishman W, Kadish A, Becker RM, Frater RWM, Sonnenblick EH (1980) Application of transesophageal echocardiography to continuous intraoperative monitoring of left ventricular performance. Am J Cardiol 46:95–105
116. Matsumoto M, Hanrath P, Kremer P, Bleifeld W (1981) Transesophageal echocardiographic evaluation of left ventricular function at rest and during dynamic exercise in aortic insufficiency. J Cardiogr 11:1147–1157
117. Matsuzaki M, Tohma Y, Anno Y et al. (1985) Esophageal echocardiographic analysis of atrial dynamics. Am Heart J 109:355–362
118. Messina AG, Leslie J, Gold J, Topkins MJ, Devereux RB (1987) Passage of microbubbles associated with intravenous infusion into the systemic circulation in cyanotic congenital heart disease: documentation by transesophageal echocardiography. Am J Cardiol 59:1013–1014
119. Mohr-Kahaly S, Erbel R, Börner N, Drexler M, Wittlich N, Iversen S, Oelert H, Meyer J (1986) Kombination von Farb-Doppler- und transösophagealer Echokardiographie in der Notfalldiagnostik bei Aortendissektionen vom Typ I. Z Kardiol 75:616–620
120. Mohr-Kahaly S, Erbel R, Steller D, Börner N, Drexler M, Meyer J (1986) Aortic dissection detected by transesophageal echocardiography. Int J Card Imaging 2:31–35
121. Mohr-Kahaly S, Kupferwasser I (1989) Transesophageal echocardiography for the evaluation of complications in aortic prosthesis. Circulation [Suppl II] 80/4:II-475, 1888
122. Mohr-Kahaly S, Kupferwasser I, Erbel R, Oelert H, Meyer J (1990) Wertigkeit der transösophagealen Echokardiographie bei Dysfunktionen prothetischer Aortenklappen im Vergleich zu anatomischen Befunden. Z Kardiol [Suppl I] 79:59
123. Mügge A, Daniel WG, Klöpper JW, Lichtlen PR (1988) Visualization of patent foramen ovale by transesophageal color-coded doppler echocardiography. Am J Cardiol 62:838–839
124. Mügge A, Daniel WG, Wolpers HG, Klöpper JW, Lichtlen PR (1989) Improved visualization of discrete subvalvular aortic stenosis by transesophageal color-coded doppler echocardiography. Am Heart J 117:474–475
125. Nellessen U, Daniel WG, Lichtlen PR (1986) Bedeutung der transösophagealen Echokardiographie in der Diagnostik kardialer und parakardialer raumfordernder Prozesse. Z Kardiol 75:91–98
126a. Nishimura RA, Abel MD, Housmans PR, Warnes CA, Tajik AJ (1989) Mitral flow velocity curves as a function of different loading conditions: evaluation by intraoperative transesophageal doppler echocardiography. J Am Soc Echo 2:79–87
126b. Nishimura RA, Abel MD, Hatle LK, Tajik AJ (1989) Assessment of diastolic function of the heart: background and current applications of doppler echocardiography. Part II: clinical studies. Mayo Clin Proc 64:181–204
127. Nixdorff U, Erbel R, Drexler M, Meyer J (1988) Detection of thromboembolus of the right pulmonary artery by transesophageal two-dimensional echocardiography. Am J Cardiol 61:488–489
128. Oh JK, Seward JB, Khandheria BK, Freeman WK, Tajik AJ (1988) Transesophageal echocardiography in the intensive care unit. Circulation [Suppl II] 78/4:II-298, 1190
129. Oka Y, Inoue T, Hong Y, Sisto DA, Strom JA, Frater RWM (1986) Retained intracardiac air – transesophageal echocardiography for definition of incidence and monitoring removal by improved techniques. J Thorac Cardiovasc Surg 91:329–338
130. Omoto R (1989) Recent technological progress in transesophageal color doppler flow imaging with special reference to newly developed bi-plane and pediatric probes. In: Erbel R et al. (eds) Transesophageal echocardiography – a window to the heart. Springer, Berlin Heidelberg New York Tokyo, pp 21–26
131. Omoto R, Kyo S, Matsumura M, Shah P, Adachi H, Matsunaka T, Miura K (1989) Bi-plane color transesophageal doppler echocardiography (color TEE): its advantages and limitations. Int J Card Imaging 4:57–58
132. Omoto R, Kyo S, Matsumura M, Shah PM, Maruyama M, Adachi H, Yokote Y (1989) Critical evaluation of bi-plane color doppler transesophageal echocardiography in 150 patients. Circulation [Suppl II] 80/4:II-475, 1889

133. Omoto R, Kyo S, Matsumura M, Shah PM, Maruyama M, Adachi H, Yokote Y (1989) New on-line real-time bi-plane transesophageal imaging technique. Circulation [Suppl II] 80/4:II-475, 1891
134. Orihashi K, Matsuura Y, Ishihara H et al. (1987) Transvenous mitral commissurotomy examined with transesophageal echocardiography. Heart Vessels 3:209–213
135. O'Shea J, d'Ambra M, Magro C, Guerrero L, Marshall JE, Vlahakes GJ, Jacobs M, Levine RA (1988) Transesophageal echocardiography: is it safe to the esophagus? An in vivo study. Circulation [Suppl II] 78/4:II-440, 1756
136. Pearce FB, Sheikh KH, deBruijn NP, Kisslo J (1989) Imaging of the coronary arteries by transesophageal echocardiography. J Am Soc Echo 2:276–283
137a. Pearson AC, Gomez CR, Ojile M, Sullivan NA, Tatineni S, Labovitz AJ (1989) Comparative yield of transesophageal and transthoracic echocardiography in patients with stroke or TIA. Circulation [Suppl II] 80/4:II-403, 1601
137b. Philips J (1989) Transesophageal echocardiography: the cardiac sonographer's role. J Am Soc Echo 2:73–74
138. Poppele G, Krüger W, Langenstein B, Hanrath P (1988) Membranöse subvalvuläre Aortenstenose – Nachweis mittels transthorakaler und transösophagealer 2-D-Dopplerechokardiographie. Dtsch Med Wochenschr 113:1224–1228
139. Poppele G, Sutherland GR, Koudstaal PJ, Sit TW, deJong G, Roelandt JR (1990) Transesophageal echocardiography in the detection of intracardiac embolic sources in patients with transient ischemic attacks. Stroke 21:560–565
140. Popper KR (1982) Logik der Forschung, 7. Aufl. Mohr (Siebeck), Tübingen
141. Reichert SLA, Visser CA, Koolen JJ, Chapman JV, Angelsen BAJ, Meyne NG, Dunning AJ (1990) Transesophageal examination of the left coronary artery with a 7.5 MHz annular array two-dimensional color flow doppler transducer. J Am Soc Echo 3:118–124
142. Roewer N, Bednarz F, Kochs E, Schulte am Esch J (1988) Intraoperative Bestimmung des Herzzeitvolumens mit der transösophagealen gepulsten Doppler-Echokardiographie. Anaesthesist 37:345–355
143. Schartl M, Dreyse S, Weinmann E, Desideri A, Bias H, Loos D, Walker P, Affeld K (1989) Evaluation of mitral prosthesis by transesophageal echocardiography. In: Erbel R et al. (eds) Transesophageal echocardiography – a window to the heart. Springer, Berlin Heidelberg New York Tokyo, pp 178–182
144. Schiller NB, Maurer G, Ritter SB et al. (1989) Transesophageal echocardiography. J Am Soc Echo 2:354–357
145. Schlüter M, Langenstein BA, Hanrath P, Kremer P, Bleifeld W (1982) Assessment of transesophageal pulsed doppler echocardiography in the detection of mitral regurgitation. Circulation 66:784–789
146. Schlüter M, Langenstein BA, Thier W, Schmiegel WH, Krebber HJ, Kalmar P, Hanrath P (1983) Transesophageal two-dimensional echocardiography in the diagnosis of Cor triatriatum in the adult. J Am Coll Cardiol 2:1011–1015
147. Schlüter M, Hinrichs A, Thier W, Kremeer P, Schröder S, Cahalan MK, Hanrath P (1984) Transesophageal two-dimensional echocardiography: comparison of ultrasonic and anatomic sections. Am J Cardiol 53:1173–1178
148. Schmid FX, Dahm M, Iversen S, Erbel R, Oelert H (1987) Beurteilung klappenrekonstruktiver Maßnahmen mittels transösophagealer Kontrastechokardiographie. Langenbecks Arch Chir (Kongreßbericht 1987) 372, 113:623–625
149. Schmolke JK, Ermert H (1988) Ultrasound pulse doppler tomography. In: McAvoy BR (ed) IEEE 1988 Ultrasonics Symposium, Proceedings, vol 2, pp 785–788
150. Schmolke J (1989) Realisierung eines Konzepts zur computertomographischen Abbildung von Bewegtzielen mittels Ultraschall-Puls-Doppler-Technik. Dissertationsschrift, Technische Fakultät der Universität Erlangen-Nürnberg
151. Schreiner G, Erbel R, Mohr-Kahaly S, Krämer G, Henkel B, Meyer J (1985) Nachweis von Aneurysmen des Vorhofseptums mit Hilfe der transösophagealen Echokardiographie. Z Kardiol 74:440–444

152. Schuster S, Weilemann LS, Erbel R, Luh W, Schinzel H, Wellek S, Meyer J (1986) Transösophageale Echokardiographie zur Beurteilung der Hämodynamik bei Beatmung mit positiv endexspiratorischem Druck. Med Klin 81:511–519
153. Schwinger ME, Kronzon I (1989) Improved evaluation of left ventricular outflow tract obstruction by transesophageal echocardiography. J Am Soc Echo 2:191–194
154. Sellers RD, Levy MJ, Amplatz K et al. (1964) Left retrograde cardioangiography in acquired cardiac disease. Technic, indications and interpretations in 700 cases. Am J Cardiol 14:437
155. Seward JB, Khandheria BK, Oh JK et al. (1988) Transesophageal echocardiography. Technique, anatomic correlations, implementation, and clinical applications. Mayo Clin Proc 63:649–680
156a. Seward JB, Khandheria BK, Tajik AJ (1990) Wide-field transesophageal echocardiographic tomography: feasibility study. Mayo Clin Proc 65:31–37
156b. Seward JB, Khandheria BK, Edwards WD, Oh JK, Freeman WK, Tajik AJ (1990) Biplanar transesophageal echocadiography: Anatomic correlations, image orientation, and clinical applications. Mayo Clin Proc 65:1193–1213
157. Shively B, Schiller NB (1986) Transesophageal echocardiography in review. Int J Card Imaging 2:3–19
158. Simpson IA, Sahn DJ (1989) Hydrodynamic investigation of a hemodynamic problem: a review of the in vitro evaluation of mitral insufficiency by color doppler flow mapping. J Am Soc Echo 2:67–72
159a. Stern H, Erbel R, Börner N, Schreiner G, Meyer J (1985) Spontaner Echokontrast, registriert mittels transösophagealer Echokardiographie bei Aortendissektion Typ III. Z Kardiol 74:480–481
159b. Stevenson JG (1989) Two-dimensional color doppler estimation of the severity of atrioventricular valve regurgitation: important effects of instrument gain setting, pulse repetition frequency and carrier frequency. J Am Soc Echo 2:1–10
160. Sutherland GR, Poppele G, Langenstein B, Taams M, Roelandt J, Hanrath P (1988) Transesophageal echo, an improved technique for subaortic membranes. Circulation [Suppl II] 4:II-441, 1175
161. Sutherland GR, Daele MERM van, Stümper OFW, Hess J, Quagebeur J (1989) Epicardial and transesophageal echocardiography during surgery for congenital heart disease. Int J Card Imaging 4:37–40
162. Sutherland GR, Geuskens R, Hess J, Gussenhoven EJ, Roelandt JR (1989) The value of transesophageal echo in adolescents and adults with congenital heart disease. Circulation [Suppl II] 80/4:II-474, 1886
163. Taams MA, Gussenhoven EJ, Lancée CT (1987) Left atrial vascularised thrombus diagnosed by transesophageal cross sectional echocardiography. Br Heart J 58:669–671
164. Taams MA, Gussenhoven WJ, Bos E, Roelandt J (1988) Saccular aneurysm of the transverse thoracic aorta detected by transesophageal echocardiography. Chest 93:436–437
165. Taams MA, Gussenhoven EJ, Cornel JH, The SHK, Roelandt JRTC, Lancée CT, Brand M van der (1988) Detection of left coronary artery stenosis by transesophageal echocardiography. Eur Heart J 9:1162–1166
166. Taams MA, Gussenhoven WJ, Schippers LA et al. (1988) The value of transesophageal echocardiography for diagnosis of thoracic aorta pathology. Eur Heart J 9:1308–1316
167. Taams MA, Gussenhoven EJ, Cahalan MK, Roelandt JR, van Herwerden LA, The HK, Bom N, de Jong N (1989) Transesophageal doppler color flow imaging in the detection of native and Björk-Shiley mitral valve regurgitation. J Am Coll Cardiol 13:95–99
168. Taams MA, Gussenhoven EJ, Bos E, deJaegere P, Roelandt JR, Sutherland GR, Bom N (1990) Enhanced morphological diagnosis in infective endocarditis by transesophageal echocardiography. Br Heart J 63:109–113

169. Tajik AJ, Seward JB, Khandheria BK (1989) Transesophageal echocardiography: anatomic correlations. In: Erbel R et al. (eds.) Transesophageal echocardiography – a window to the heart. Springer, Berlin Heidelberg New York Tokyo, pp 27–43
170. Takamoto S, Omoto R (1987) Visualization of thoracic dissecting aortic aneurysm by transesophageal doppler color flow mapping. Herz 12:187–193
171. Takamoto S, Kyo S, Matsumura M, Hojo H, Neya K (1989) Observation of the aortic arch and its branches in aortic dissection by longitudinal scanning of transesophageal doppler color flow mapping. Circulation [Suppl II] 80/4:II-475, 1890
172. Takamoto S, Hojo H, Adachi H, Neya K, Kyo S, Yokote Y, Omoto R (1989) Diagnosis of dissecting aortic aneurysm by transesophageal color flow mapping: comparison with CT scanning. In: Erbel R et al. (eds) Transesophageal echocardiography – a window to the heart. Springer, Berlin Heidelberg New York Tokyo, pp 146–152
173. Terai C, Uenishi M, Sugimoto H, Shimazu T, Yoshioka T, Sugimoto T (1985) Transesophageal echocardiographic dimensional analysis of four cardiac chambers during positive end-expiratory pressure. Anesthesiology 63:640–646
174. Thier W, Schlüter M, Kremer P, Hausdorf G, Krebber HJ, Schröder S, Hanrath P (1983) Transösophageale zweidimensionale Echokardiographie: bessere Darstellung intraatrialer Strukturen. Dtsch Med Wochenschr 108:1903–1907
175. Toma Y, Matsuda Y, Matsuzaki M et al. (1983) Determination of atrial size by esophageal echocardiography. Am J Cardiol 52:878–880
176. Tunick PA, Daniel W, Goldfarb A, Kronzon I (1988) Paradoxical (right-to-left) shunting across an iatrogenic atrial septal defect during Valsalva's maneuver: a transesophageal doppler echocardiographic study. J Am Soc Echo 1:455–457
177. Uenishi M, Sugimoto H, Sawada Y, Terai C, Yoshioka T, Sugimoto T (1984) Transesophageal echocardiography during external chest compression in humans. Anesthesiology 60:618
178. Urbanowicz JH, Cohen NH (1987) Is transesophageal echocardiography a measure of left ventricular function? Anesthesiology 6:586–587
179. Urbanowicz JH, Kernoff RS, Oppenheim G, Parnagian E, Billingham ME, Popp RL (1990) Transesophageal echocardiography and its potential for esophageal damage. Anesthesiology 72:40–43
180. Urbanowicz JH, Shabaan MJ, Cohen NH et al. (1990) Comparison of transesophageal echocardiographic and scintigraphic estimates of left ventricular end-diastolic volume index and ejection fraction in patients following coronary artery bypass grafting. Anesthesiology 72:607–612
181. Verordnung über die Sicherheit medizinisch-technischer Geräte (Medizingeräteverordnung-MedGV). Bundesgesetzblatt Nr. 2, 14. 1. 1985
182. Völler H, Gast D, Schröder K, Spielberg Ch, Wagner J, Hahn H, Schröder R (1990) Ergibt sich aus der Häufigkeit positiver Blutkulturen bei transösophagealer Echokardiographie die Indikation zur Endokarditisprophylaxe? Z Kardiol [Suppl I] 79:60
183. Weber K, Bergbauer M, Ricken D (1990) Die Inzidenz von Anomalien des Koronargefäßsystems. Herz Gefäße 10:82–91
184. Webster MWI, Smith HJ, Sharpe DN et al. (1988) Patent foramen ovale in young stroke patients. Lancet I:11–12
185. Weigel TJ, Seward JB, Hagler DJ, Khandheria BK, Tajik AJ (1989) Transesophageal echocardiography in 21 atrial septal defect patients with incomplete precordial echocardiography. Circulation [Suppl II] 80/4:II-474, 1885
186. Wenda K, Henrichs KJ, Biegler M, Erbel R (1989) Nachweis von Markembolien während Oberschenkelmarknagelungen mittels transösophagealer Echokardiographie. Unfallchirurgie 15:73–76
187. Wittlich N, Krämer M (1988) Diagnosis of patent foramen ovale by transesophageal contrast echocardiography. Circulation [Suppl II] 78/4:II-441, 1759
188. Wittlich N, Siemer J (1988) Transesophageal color doppler flow mapping in normal subjects. Circulation [Suppl II] 78/4:II-297, 1185

189. Wollschläger H, Zeiher AM, Klein HP, Kasper W, Wollschläger S, Geibel A, Just H (1989) Transösophageale Echo Computer Tomographie („Echo-CT“): eine neue Methode zur dynamischen 3-D Rekonstruktion des Herzens. Biomed Tech (Berlin) [Suppl] 34:10–11
190. Yamagishi M, Miyatake K, Beppu S, Kumon K, Suzuki S, Tanaka N, Nimura Y (1988) Assessment of coronary blood flow by transesophageal two-dimensional pulsed doppler echocardiography. Am J Cardiol 62:641–644
191. Yock PG, Johnson EL, Linker DT (1988) Intravascular ultrasound: development and clinical potential. Am J Card Imaging 2:185–193
192. Yock PG, Linker DT, Angelsen BAJ (1989) Two-dimensional intravascular ultrasound: technical development and initial clinical experience. J Am Soc Echo 2:296–304
193. Yoshida K, Yoshikawa J, Hozumi, Yamaura Y, Akasaka T, Fukaya T, Kato H (1990) Detection of left main coronary artery stenosis by transesophageal color doppler and two-dimensional echocardiography. Circulation 81:1271–1276
194. Zenker G, Erbel R (1987) Klinische Bedeutung und erweiterte diagnostische Möglichkeiten durch transösophageale Echokardiographie. Wien Klin Wochenschr 99:721–726
195. Zenker G, Erbel R, Krämer G, Mohr-Kahaly S, Drexler M, Harnoncourt K, Meyer J (1988) Transesophageal two-dimensional echocardiography in young patients with cerebral ischemic events. Stroke 19:345–348
196. Zwicky P, Daniel WG, Mügge A, Lichtlen PR (1988) Imaging of coronary arteries by color-coded transesophageal doppler echocardiography. Am J Cardiol 62:639–644

# Sachverzeichnis